Ritmo crítico: a Cardiologia e suas Emergências

Manual prático das principais emergências cardiovasculares

ISBN: 978-65-266-0489-2

Leandro Fioravanti Figueiredo

Dedico este livro à minha família, à minha esposa Valéria, aos meus pais Antônio e Silvana, à minha irmã Camila, aos muitos amigos que estiveram presentes durante esta jornada de mais de treze anos de trabalho. Muitas vezes a jornada é longa e árdua. Muitos são os anos que nos separam daquilo que, no início, gostaríamos de ser.

Insuficiência Cardíaca

Leandro Fioravanti Figueiredo - *ISBN: 978-65-266-0489-2*

Definição: A insuficiência cardíaca é a incapacidade do coração em atender à demanda metabólica do organismo ou fazer isso às custas de elevadas pressões de enchimento das câmaras cardíacas. Ela pode ser nova ou ocorrer pela piora de um quadro de insuficiência preexistente, isto é, insuficiência cardíaca crônica que descompensou.

Diagnóstico: O diagnóstico da insuficiência cardíaca envolve a associação de sinais e sintomas, bem como a realização de exames complementares. Os principais sinais e sintomas a serem considerados incluem o início ou piora súbita de dispneia, antecedentes de cardiopatia, tosse ou expectoração rósea, taquipneia, sudorese, taquicardia, estertores crepitantes difusos ou roncos ou sibilos e edema de membros inferiores.
Além da avaliação clínica (essencial realização dos critérios de Framingham), alguns exames são essenciais para o diagnóstico preciso da insuficiência cardíaca. Entre eles estão o ecocardiograma, a dosagem de BNP (peptídeo natriurético cerebral) e pró-BNP, bem como radiografia de tórax.
Com base nos resultados do ecocardiograma, é possível classificar a insuficiência cardíaca em duas categorias: com fração de ejeção preservada (FEVE > 50%) e com fração de ejeção reduzida (FEVE < 40%). Em uma FEVE preservada temos sinais e sintomas de insuficiência cardíaca, porém não existe comprometimento da função sistólica ventricular. Ocorre uma alteração no relaxamento do músculo cardíaco com consequentes sintomas de IC. É importante investigar as possíveis etiologias de insuficiência cardíaca, como doença de Chagas, isquemia, hipertensão arterial, consumo excessivo de álcool e sódio, miocardite idiopática. O raio X de tórax também desempenha um papel relevante no diagnóstico, permitindo identificar sinais de congestão pulmonar e aumento da área cardíaca. Além disso, a redistribuição cranial do fluxo sanguíneo pulmonar pode ser observada, caracterizada pelo aumento do calibre dos vasos

pulmonares nas metades superiores, tornando-os iguais ou maiores do que os vasos nas bases. No entanto, é importante considerar exceções, como a presença predominante de enfisema nas bases pulmonares, que pode causar uma "falsa" divisão cranial do fluxo, além da perda da definição da trama vascular por fibrose intersticial em pacientes idosos.

Edema Intersticial e Edema Alveolar: O edema intersticial é caracterizado inicialmente por um infiltrado intersticial fino, linhas B de Kerley e infiltrado perivascular. Com a progressão da condição, pode ocorrer a perda da definição da trama vascular nas bases pulmonares. Por outro lado, o edema alveolar se manifesta por opacidades predominantemente nas regiões hilares, configurando o famoso infiltrado em "asa de borboleta".

Derrame Pleural: O derrame pleural na insuficiência cardíaca geralmente é de tamanho pequeno. No entanto, quando se apresenta volumoso, indica uma associação com insuficiência cardíaca direita. O derrame costuma ser bilateral, mas em alguns casos pode ser unilateral, sendo mais comum à direita.

Marcadores Diagnósticos: Os marcadores BNP (peptídeo natriurético cerebral) e pró-BNP são ferramentas valiosas no diagnóstico e prognóstico da insuficiência cardíaca. Valores de BNP acima de 400 pg/mL e pró-BNP acima de 2000 pg/mL sugerem fortemente a presença de insuficiência cardíaca. Valores de BNP entre 100-400 pg/mL e pró-BNP entre 400-2000 pg/mL não confirmam o diagnóstico, exigindo uma investigação mais aprofundada. Já valores de BNP abaixo de 100 pg/mL e pró-BNP abaixo de 400 pg/mL apontam para uma outra etiologia.

Avaliação Bioquímica e Hemograma: Na análise bioquímica é comum observar elevação das transaminases e bilirrubinas devido à congestão hepática crônica. Além disso, pode ocorrer leucocitose. A dosagem de eletrólitos, função renal e enzimas cardíacas também desempenha um papel importante na exclusão de outras causas de descompensação.

Identificação do Perfil Clínico e Hemodinâmico: No momento da admissão hospitalar, a identificação do perfil clínico e hemodinâmico é crucial para o manejo terapêutico e a avaliação prognóstica dos pacientes com insuficiência cardíaca. Podemos categorizá-los em quatro perfis distintos:

- Perfil A: Quente e seco;
- Perfil B: Quente e úmido;
- Perfil C: Frio e úmido;
- Perfil L: Frio e seco.

Diversos fatores podem levar à descompensação da insuficiência cardíaca. Esses fatores são essenciais de serem compreendidos para um manejo adequado da doença. Abaixo estão listados os principais fatores de descompensação:

- Má adesão ao tratamento: A falta de adesão às recomendações médicas, como a não tomada regular de medicamentos prescritos, pode levar a um descontrole dos sintomas da insuficiência cardíaca.
- Ingestão excessiva de sal e líquidos: O consumo excessivo de sal e líquidos pode resultar em retenção de líquidos, sobrecarregando o coração e agravando os sintomas da insuficiência cardíaca.
- Infarto ou isquemia miocárdica: Ocorrência de um infarto agudo do miocárdio ou isquemia miocárdica pode comprometer a função cardíaca e levar à descompensação da insuficiência cardíaca.
- HAS não controlada: A hipertensão arterial sistêmica não controlada exerce uma pressão adicional sobre o coração, contribuindo para o agravamento da insuficiência cardíaca.
- Arritmias: Distúrbios do ritmo cardíaco, como fibrilação atrial, flutter atrial, taquicardia ventricular ou bradicardia importante, podem afetar negativamente a capacidade do coração de bombear sangue adequadamente.
- Infecção: Infecções, como as respiratórias ou urinárias, podem desencadear uma resposta inflamatória no

organismo, aumentando a demanda metabólica do coração e agravando a insuficiência cardíaca.

- Hipertireoidismo: Condição caracterizada por uma produção excessiva de hormônios tireoidianos, pode acelerar o metabolismo e sobrecarregar o coração, piorando os sintomas da insuficiência cardíaca.
- Gestação: Durante a gravidez, o organismo passa por mudanças significativas, colocando um estresse adicional no sistema cardiovascular. Mulheres com insuficiência cardíaca pré-existente podem enfrentar uma piora dos sintomas durante a gestação.
- Estresse físico ou emocional: Situações de estresse, seja físico ou emocional, podem desencadear uma resposta fisiológica que afeta negativamente o coração e leva à descompensação da insuficiência cardíaca.
- Tromboembolismo pulmonar: A formação de coágulos sanguíneos nos vasos pulmonares pode obstruir o fluxo sanguíneo adequado, afetando a função cardíaca e agravando os sintomas da insuficiência cardíaca.
- Fármacos inotrópicos negativos: Certos medicamentos que têm um efeito negativo na contratilidade do coração, conhecidos como fármacos inotrópicos negativos, podem piorar os sintomas da insuficiência cardíaca, levando à descompensação.

Tratamento: O tratamento é fundamentado na fisiopatologia da doença, que envolve o aumento da resistência vascular sistêmica devido à hiperatividade adrenérgica, associada a uma reserva miocárdica sistólica ou diastólica insuficiente. Dessa forma, utilizamos uma combinação de diuréticos, vasodilatadores e, em certos casos, ventilação mecânica não invasiva e inotrópicos, adaptados às necessidades de cada paciente.

Perfil B: Quente e úmido

Pacientes com perfil B apresentam um estado de boa perfusão, porém congestos, com pressão capilar pulmonar acima de 12 mmHg e valores pressóricos elevados. Para esse perfil, o tratamento inclui ventilação não invasiva (VNI) com pressão positiva contínua nas vias aéreas (CPAP) ajustada para 10 cmH2O, além de administração de morfina (uma ampola de 10 mg/mL + 09 mL de ABD, fazemos 02 mL EV bolus) e diuréticos (furosemida, uma ampola de 20 mg/2 mL + 08 mL de ABD, fazemos uma a duas ampolas EV bolus).

Perfil C: Frio e úmido
Os pacientes com perfil C demonstram sinais de congestão e baixo débito cardíaco. Nesse caso, o tratamento envolve a utilização de VNI, inotrópicos como a dobutamina (duas ampolas de 250 mg/20mL + 210 mL de SG 5% EV BIC 10 mL/h), vasodilatadores como a nitroglicerina (tridil, uma ampola de 25 mg/5mL + 245 mL SG5% EV BIC 10 mL/h), se a pressão arterial sistólica estiver entre 85 e 140 mmHg, e diuréticos, como a furosemida.

Perfil L: Frio e seco
Pacientes com perfil L apresentam um prognóstico mais desfavorável, com maior taxa de mortalidade. Esses indivíduos apresentam má perfusão e ausência de congestão. O tratamento para esse perfil consiste em vasodilatadores (nipride, uma ampola de 50 mg/2mL + 248 mL SG5% EV BIC 10 mL/h) associados a inotrópicos e, quando necessário, a administração de volume.

A abordagem personalizada com base nos perfis clínicos e hemodinâmicos dos pacientes é crucial para otimizar o tratamento da insuficiência cardíaca, retirando o paciente da situação crítica e melhorar o prognóstico dos indivíduos afetados.

Particularidades dos fármacos mais utilizados no manejo da insuficiência cardíaca:

- Diuréticos de Alça: Os diuréticos de alça são indicados em pacientes sintomáticos e com evidência de congestão. Eles proporcionam melhora dos sintomas, embora não haja evidências de impacto na sobrevida. A furosemida é um exemplo comumente utilizado, com doses variando de 20 a 400 mg por dia.

- IECAs (Inibidores da Enzima Conversora de Angiotensina): Os IECAs são indicados com classe I em pacientes em qualquer estágio da insuficiência cardíaca, desde aqueles com disfunção ventricular esquerda assintomática até os de classe IV. Esses medicamentos demonstraram reduzir a mortalidade na insuficiência cardíaca. Exemplos de IECAs incluem captopril (50 mg, 3 vezes ao dia), enalapril (10 mg, 2 vezes ao dia), ramipril (10 mg/dia), lisinopril (10 mg/dia), trandolapril (2 mg/dia) e ramipril (10 mg/dia).
- Bloqueadores do Receptor de Angiotensina II (BRAs): Os BRAs são utilizados nos casos de intolerância aos IECAs devido a efeitos adversos, como tosse e rash cutâneo. Esses medicamentos apresentam resultados semelhantes aos IECAs. Exemplos de BRAs incluem losartana (100 mg/dia), candesartana (32 mg/dia) e valsartana (160 mg, 2 vezes ao dia). É importante destacar que a adição de BRAs ao tratamento com IECAs e betabloqueadores não é recomendada, pois aumenta as chances de hipercalemia e piora da função renal.
- Outros Vasodilatadores: A associação de hidralazina (300 mg/dia) com dinitrato de isossorbida (160 mg/dia) pode ser utilizada nos casos de intolerância aos IECAs, pois há evidências de melhora da função ventricular e da capacidade funcional. Essa combinação é amplamente disponível e apresenta um baixo custo.
- Betabloqueadores: Os betabloqueadores são indicados para pacientes nas classes I, II e III, e na classe IV após tratamento da congestão, pois demonstraram redução de mortalidade (classe I). Os betabloqueadores que foram formalmente testados e com efetividade comprovada no tratamento da insuficiência cardíaca são: carvedilol (25 mg, 2 vezes ao dia), succinato de metoprolol (200 mg, 1 vez ao dia) e bisoprolol (10 mg, 1 vez ao dia).

- Antagonistas da Aldosterona (Aldactone): A espironolactona, um antagonista da aldosterona e diurético poupador de potássio, foi testada em ensaio clínico randomizado, controlado com placebo, e demonstrou uma redução significativa da mortalidade em pacientes com insuficiência cardíaca nas classes III-IV da New York Heart Association (NYHA) e fração de ejeção menor que 35%. São recomendadas doses de 25-50 mg/dia.
- Digitálicos: Os digitálicos são indicados para pacientes com sintomas refratários. Eles promovem melhora dos sintomas e redução das hospitalizações, porém não têm impacto na sobrevida. Doses baixas são preferíveis, e níveis séricos associados a maior benefício foram entre 0,8-1,0 ng/ml. As doses geralmente recomendadas no tratamento da insuficiência cardíaca são: digoxina, 0,125-0,25 mg/dia.

Classificação da Insuficiência Cardíaca pela New York Heart Association (NYHA): A classificação da Insuficiência Cardíaca pela New York Heart Association (NYHA) é amplamente utilizada para avaliar e descrever o estágio e a gravidade da doença em pacientes com insuficiência cardíaca. A NYHA divide os pacientes em quatro classes, com base nos sintomas e limitações funcionais que eles apresentam. Essa classificação tem um papel importante na estratificação dos pacientes e no direcionamento do tratamento adequado.

- Classe I: Pacientes Assintomáticos: A classe I da NYHA é reservada para pacientes com insuficiência cardíaca assintomática. Esses pacientes não apresentam limitações nas atividades físicas habituais e não apresentam sintomas relacionados à insuficiência cardíaca, mesmo durante exercícios físicos.
- Classe II: Pacientes com Sintomas Leves: Os pacientes da classe II da NYHA apresentam sintomas de insuficiência cardíaca durante atividades físicas mais intensas. Eles têm uma leve limitação nas atividades físicas habituais e podem apresentar fadiga, falta de ar ou palpitações durante o

esforço. No entanto, esses sintomas não ocorrem durante atividades de rotina.

- Classe III: Pacientes com Sintomas Moderados: Os pacientes da classe III da NYHA apresentam sintomas de insuficiência cardíaca durante atividades físicas menos intensas. Eles têm uma limitação significativa nas atividades físicas habituais e podem sentir desconforto ou fadiga mesmo em repouso. A presença de sintomas durante atividades leves pode afetar a qualidade de vida desses pacientes.
- Classe IV: Pacientes com Sintomas Graves: A classe IV da NYHA é reservada para pacientes com sintomas graves de insuficiência cardíaca. Esses pacientes apresentam sintomas mesmo em repouso e têm limitações significativas nas atividades físicas habituais. Qualquer esforço físico leve pode desencadear falta de ar, fadiga extrema e outros sintomas relacionados à insuficiência cardíaca.

Em resumo:

NYHA I → Sem sintomas;

NYHA II → Sintomas com atividades habituais;

NYHA III → Sintomas com atividades menores que habituais;

NYHA IV → Sintomas em repouso.

A insuficiência cardíaca tem um impacto significativo na qualidade de vida dos pacientes e seus familiares, além de apresentar altas taxas de mortalidade. Embora o diagnóstico da doença seja geralmente fácil de ser realizado, exames complementares são frequentemente necessários para uma avaliação mais precisa. O estadiamento adequado da doença é crucial, pois permite identificar quais pacientes requerem abordagens terapêuticas diferenciadas visando um manejo clínico adequado. Essa abordagem personalizada é fundamental para melhorar os resultados e a qualidade de vida dos indivíduos afetados pela insuficiência cardíaca.

Critérios de Framingham para confirmação diagnóstica da IC:

Critérios Maiores:
Refluxo hepatojugular;
Estase de jugular;
PVC maior que 16;
Dispneia paroxística noturna;
Estertores crepitantes à ausculta pulmonar;
Cardiomegalia ao Rx de tórax;
Terceira bulha;
Perda maior que 4,5kg após 5 dias de tratamento;
Critérios Menores:
Edema bilateral de tornozelos;
Tosse noturna;
Dispneia aos esforços;
Hepatomegalia;
Derrame pleural;
Taquicardia

Classificação INTERMACS de IC NYHA III e IV:

INTERMACS I → instabilidade hemodinâmica grave com hipoperfusão crítica de órgãos e tecidos. Morre em horas.

INTERMACS II → disfunção orgânica progressiva (lactato alto, disfunção renal, hepática, caquexia ou congestão sistêmica importante) dependente de drogas vasoativas; Morre em dias.

INTERMACS III → está bem com inotrópicos, mas não consegue sair das drogas. Níveis tensionais tênues ou disfunção renal com a retirada das drogas. Morre em semanas.

INTERMACS IV → Sintomático em repouso (vai e volta ao pronto-socorro, diversas internações hospitalares para manejo da IC). Frequent flyer. Morre em meses.

INTERMACS V → Intolerante aos esforços com retenção hídrica e algum grau de disfunção renal.

INTERMACS VI → Limitação leve a moderada aos esforços, sem sinais de congestão sistêmica.

INTERMACS VII → Corresponde ao NYHA III, sintomas com atividades menores que habituais.

Referências Bibliográficas:

1. Montera, M. W., Almeida, R. A., Tinoco, E. M., Rocha, R. M., Moura, L. Z., Réa-Neto, A., ... & outros. (2009). II Diretriz Brasileira de Insuficiência Cardíaca Aguda. Arquivos Brasileiros de Cardiologia, 93(Supl.3), 1-65.
2. Behling, A., Rabelo, E., Lima, M. N. P., & Clausell, N. (2000). Fatores prognósticos em insuficiência cardíaca. Revista da Sociedade de Cardiologia do Rio Grande do Sul, 2, 5.
3. Braunwald, E., Zipes, D. P., & Libby, P. (2001). Heart disease (6th ed.). Philadelphia, PA: WB Saunders.
4. Cairns, C. B. (2000). Heart failure and pulmonary edema. In J. E. Tintinalli (Ed.), Emergency medicine (5th ed.). New York, NY: McGraw-Hill.
5. Cotter, G., Kaluski, E., Moshkovitz, Y., Milovanov, O., Krakover, R., & Vered, Z. (2001). Pulmonary edema: New insight on pathogenesis and treatment. Current Opinion in Cardiology, 16(3), 159-63.

Arritmias Cardíacas

Leandro Fioravanti Figueiredo - *ISBN: 978-65-266-0489-2*

As arritmias cardíacas são encontradas com frequência em pacientes atendidos em serviços de emergência, sejam elas responsáveis ou não pela busca do atendimento médico. O manejo do paciente com arritmia cardíaca deve levar em consideração não somente a alteração do ritmo, mas também a apresentação do paciente no geral. Os pacientes que se apresentam com arritmias cardíacas devem ser cuidadosamente avaliados do ponto de vista clínico e laboratorial, a fim de que se possa estabelecer o diagnóstico, definir possíveis causas, avaliar o significado clínico do distúrbio do ritmo e indicar corretamente o tratamento. Deve-se buscar o reconhecimento de possíveis fatores desencadeantes, tais como os distúrbios hidroeletrolíticos, desequilíbrio ácido-básico, hipoxemia, isquemia miocárdica, insuficiência cardíaca e hipertireoidismo.

O significado clínico da arritmia depende de vários fatores. Entre eles, encontram-se o tipo de arritmia, sua duração, a frequência ventricular, a presença ou não de cardiopatias associadas e o grau de instabilidade hemodinâmica causado pela arritmia. Do ponto de vista clínico, consideram-se fatores indicativos de instabilidade: presença de hipotensão (isto é uma PAS < 85 mmHg), descompensação de quadro de insuficiência cardíaca, desencadeamento ou intensificação de angina, alteração do estado mental por baixo débito, sinais de hipoperfusão periférica ou síncope (mnemônico CHAADD – congestão pulmonar, hipo ou hipertensão extremas, alterações de perfusão periférica com tempo de enchimento capilar lentificado < 3 segundos, alterações de consciência, dor torácica, dispneia).

Diagnóstico: O exame mais simples e útil em arritmia é o eletrocardiograma (ECG). O monitor cardíaco pode ser utilizado na abordagem inicial, evitando o retardo do tratamento. São consideradas arritmias sustentadas quando a duração dos eventos for maior do que 30 segundos ou se causarem instabilidade hemodinâmica (CHAADD).

Bradiarritmias: As bradiarritmias ocorrem com frequência cardíaca (FC) menor do que 60 bpm e são divididas em ritmos bradicárdicos e bloqueios atrioventriculares (BAVs). Vários fármacos podem causar disfunção do nó sinusal ou bloqueios atrioventriculares, incluindo digitálicos, betabloqueadores, antagonistas do cálcio, metildopa, clonidina e lítio.
As bradiarritmias são uma categoria de arritmias cardíacas que podem ser divididas em dois grandes grupos: disfunção do nó sinusal e bloqueios atrioventriculares. Diversos fármacos podem causar disfunção do nó sinusal ou bloqueios atrioventriculares, incluindo digitálicos, betabloqueadores, antagonistas do cálcio, metildopa, clonidina e lítio.
Nos casos em que os pacientes apresentam bradicardia com a presença de CHAADD (comprometimento hemodinâmico agudo), o manejo deve ser imediato. A administração de atropina (0,5 a 1,0 mg IV) é a primeira opção de tratamento, caso esteja disponível. Além disso, a estimulação cardíaca externa transcutânea pode ser empregada como medida inicial enquanto se aguarda a implantação de um marcapasso temporário transvenoso. O tratamento subsequente inclui o implante de um marcapasso definitivo, se houver indicação após avaliação clínica adequada. É fundamental ter cautela ao indicar um marcapasso definitivo, pois é necessário descartar previamente causas reversíveis de bradiarritmia, como hipotireoidismo e intoxicação medicamentosa.
Os bloqueios atrioventriculares estão frequentemente associados à doença degenerativa do sistema de condução, à cardiopatia isquêmica, à cardiopatia chagásica e à ação de agentes farmacológicos. Eles são classificados de acordo com o nível de bloqueio no sistema de condução. O bloqueio atrioventricular de primeiro grau é caracterizado por um intervalo PR maior que 0,20 segundos, com todos os impulsos sendo conduzidos. Nesse caso, não é necessária uma intervenção específica. Já no bloqueio atrioventricular de segundo grau, nem todos os impulsos são

conduzidos, e pode ser classificado em Mobitz tipo I (ou Wenckebach) e Mobitz tipo II. No tipo I, ocorre um prolongamento progressivo do intervalo PR, precedendo a onda P não conduzida. No bloqueio tipo II, o intervalo PR é constante, mas de repente ocorre a falha na condução de uma onda P para os ventrículos. Por fim, no bloqueio atrioventricular de terceiro grau ou bloqueio completo, nenhum estímulo atrial é conduzido aos ventrículos, e não há correlação entre as ondas P e o complexo QRS, o que chamamos de dissociação atrioventricular.

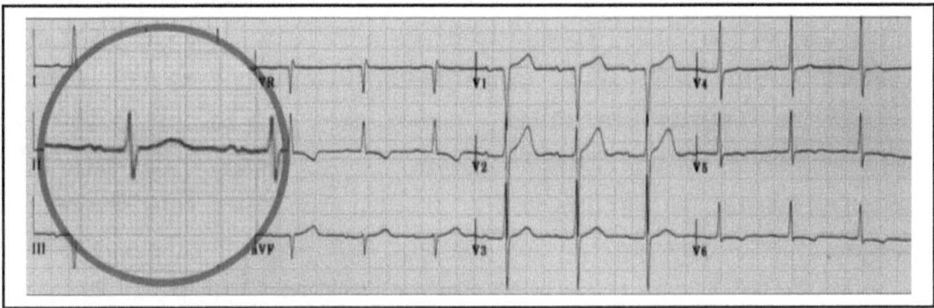

Bloqueio de primeiro grau acima.

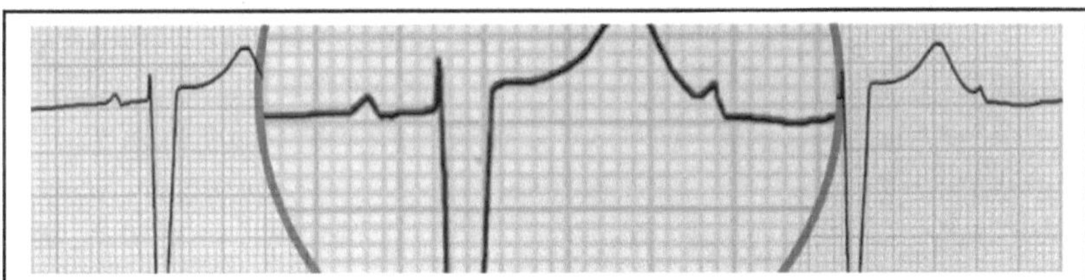

Bloqueio de segundo grau Mobitz tipo II.

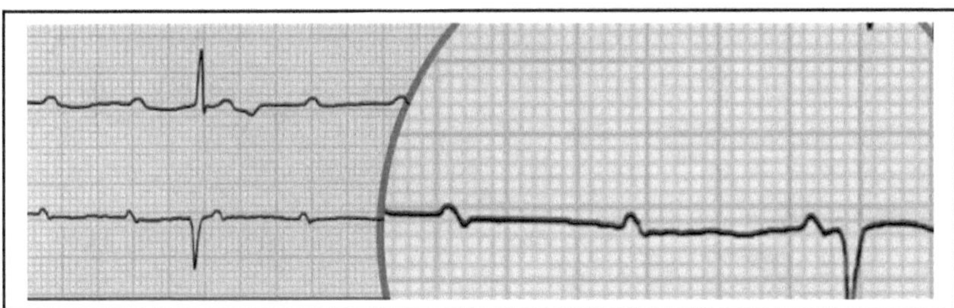

Bloqueio de terceiro grau – bloqueio atrioventricular total.

Taquiarritmias: As taquicardias são alterações do ritmo cardíaco que se manifestam com frequência cardíaca acima de 100 bpm. A diferenciação entre as taquiarritmias baseia-se na duração do complexo QRS e na regularidade ou irregularidade do ciclo RR. As taquicardias com QRS estreito são predominantemente supraventriculares e podem ser classificadas como dependentes ou independentes do nó atrioventricular, com base na origem da taquiarritmia. Por outro lado, as taquicardias com QRS alargado podem ser ventriculares ou supraventriculares com condução aberrante. Entre as taquiarritmias supraventriculares dependentes do nó atrioventricular, encontram-se a reentrada nodal AV e a reentrada AV por feixe anômalo, reunidas sob o termo "taquicardia supraventricular paroxística" (TSVP). Já as taquiarritmias supraventriculares não dependentes do nó AV incluem a fibrilação atrial, o flutter atrial e as taquicardias atriais.

A taquicardia supraventricular, que abrange a reentrada nodal AV e a reentrada AV por feixe acessório, é caracterizada pela ausência de ondas P no ECG ou pela queda da onda P no meio do complexo QRS, respectivamente. Essas taquicardias podem apresentar frequências entre 150 e 250 bpm, com uma faixa mais comum de 180 a 200 bpm. Elas se caracterizam por início e término abruptos e são sensíveis à realização de manobras vagais, as quais podem reduzir a frequência ou até mesmo interromper a taquicardia. Geralmente ocorrem em pacientes jovens sem cardiopatia estrutural, manifestando-se com sintomas de palpitações, taquicardia e ansiedade. No entanto, podem também desencadear angina, congestão pulmonar, síncope e até choque em pacientes com doença cardíaca subjacente. O manejo inicial dessas taquicardias envolve manobras vagais seguidas da administração de adenosina e verapamil, com opções adicionais de digitálicos e betabloqueadores. As manobras vagais devem ser repetidas após cada fármaco administrado. Em casos de descompensação cardíaca, indica-se cardioversão elétrica sincronizada com o complexo QRS, com energia geralmente entre 50 e 100 J. Para o manejo crônico dessas taquicardias, a ablação por radiofrequência tem sido cada vez mais adotada como uma opção curativa, apresentando sucesso em cerca de 90% dos casos.

Flutter Atrial: O flutter atrial é uma arritmia caracterizada por um ritmo regular com uma linha de base de aspecto serrilhado, apresentando ondas "F" típicas. No entanto, variações no bloqueio no nó atrioventricular (AV) podem resultar em irregularidades na frequência cardíaca. Ao avaliar um paciente com flutter atrial, é essencial realizar o controle da frequência cardíaca para minimizar os sintomas e evitar complicações cardioembólicas.
O uso de bloqueadores do nó AV, como a adenosina, pode ser útil no manejo do flutter atrial. No entanto, é importante destacar que a adenosina pode revelar um flutter atrial com uma linha de base difícil de visualizar, pois aumenta o grau de bloqueio atrioventricular, tornando as ondas "F" evidentes. É crucial lembrar que a adenosina é eficaz apenas no tratamento de arritmias que envolvem o nó AV. Portanto, embora possa reduzir a frequência cardíaca em taquicardias originadas acima do feixe de HIS, como a fibrilação atrial ou o flutter, não é capaz de encerrar completamente a arritmia. Por outro lado, em taquicardias de reentrada atrioventricular ou nodal, a adenosina pode interromper o evento com sucesso.

Fibrilação Atrial: A fibrilação atrial é uma arritmia caracterizada por um ritmo irregular, com frequências atriais muito altas, linha de base disforme e ausência de onda P visível. Sua variabilidade na frequência ventricular pode desencadear consequências clínicas e hemodinâmicas significativas. Portanto, é essencial diferenciar episódios de fibrilação atrial com duração inferior ou superior a 48 horas e avaliar a presença de instabilidade clínico-hemodinâmica.
O controle da frequência cardíaca é uma estratégia fundamental no tratamento da fibrilação atrial. Medicamentos como digitálicos, betabloqueadores e antagonistas dos canais de cálcio não di-hidropiridínicos (verapamil e diltiazem) são utilizados para esse fim. No entanto, é importante ter cautela ao empregar essas duas últimas classes medicamentosas em pacientes críticos, pois podem apresentar efeitos inotrópicos negativos e vasodepressores indesejados.

Além do controle da frequência cardíaca, o controle do ritmo é outra abordagem terapêutica relevante na fibrilação atrial.

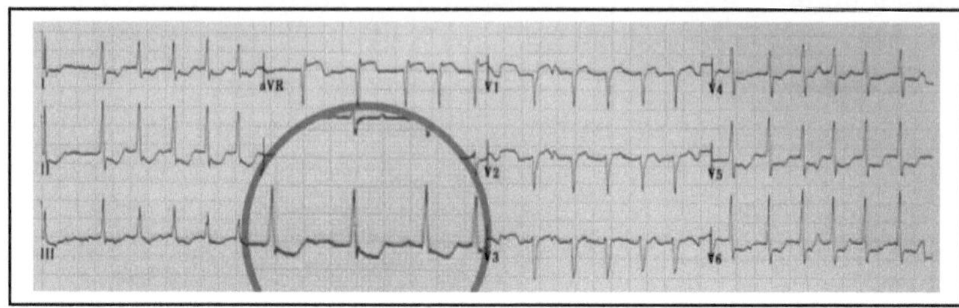

Fibrilação Atrial.

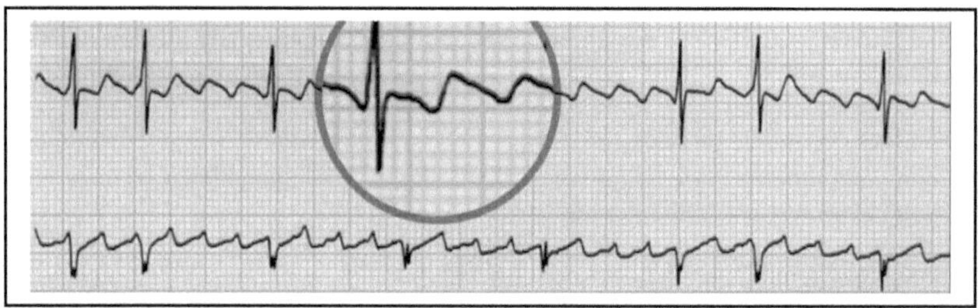

Flutter Atrial.

Os medicamentos mais comumente utilizados para controlar o ritmo na fibrilação atrial são a amiodarona, a propafenona e o sotalol. A amiodarona é o medicamento de escolha em pacientes com comprometimento da função cardíaca, devido à sua eficácia e perfil de segurança. Essas opções terapêuticas visam restaurar o ritmo sinusal normal e reduzir os sintomas associados à fibrilação atrial.

Propafenona, uma Opção Terapêutica: No tratamento da fibrilação atrial, uma das opções terapêuticas disponíveis é o uso da propafenona na dose de ataque de 600-900 mg. No entanto, é importante ressaltar que esse medicamento deve ser utilizado somente em pacientes que não apresentem função cardíaca comprometida ou cardiopatia estrutural. A propafenona atua como um antiarrítmico de classe I-C, exercendo seu efeito através do bloqueio dos canais de sódio nos tecidos cardíacos.

Tempo de Espera para Reversão Espontânea: Quando a fibrilação atrial tem início há menos de 48 horas, é possível aguardar até 48 horas para observar uma possível reversão espontânea do ritmo cardíaco. Nesse período, o paciente pode ser monitorado atentamente para avaliar qualquer mudança na condição clínica e na frequência cardíaca. Caso haja a opção pela cardioversão elétrica, é importante administrar uma dose de heparina 6-12 horas antes do procedimento, visando reduzir o risco de formação de trombos.
Anticoagulação em Fibrilação Atrial de Início Prolongado: Nos casos em que a fibrilação atrial tem início há mais de 48 horas, é recomendado o uso de anticoagulantes. Antes de decidir pela tentativa de cardioversão, é necessário avaliar a necessidade de anticoagulação prévia. Essa anticoagulação pode ser realizada por meio da administração de varfarina, com o objetivo de atingir um INR (International Normalized Ratio) entre 2,0 e 3,0. Essa faixa de valores é considerada adequada para a prevenção de eventos tromboembólicos. Alternativamente, uma ecocardiografia transesofágica pode ser realizada para verificar a presença ou ausência de trombos no coração. Caso a ecocardiografia exclua a presença de trombos, a cardioversão pode ser realizada com segurança.
Importância da Manutenção da Anticoagulação: Após a realização da cardioversão, é fundamental manter a anticoagulação por um período mínimo de 4 semanas. Isso se deve ao risco de formação de coágulos sanguíneos no coração, especialmente durante o período de recuperação do ritmo sinusal normal. A anticoagulação contínua ajuda a prevenir complicações tromboembólicas, como o acidente vascular cerebral (AVC), proporcionando segurança e proteção ao paciente.

Algoritmo das taquicardias com QRS estreito:

- RR regular? → Não → FA, TA ou flutter com BAV variável, TAMF
- Onda P visualizada? → Não → TRN
- Onda visível com frequência atrial > ventricular? → Sim → TA ou Flutter

- Intervalo PR curto? → Sim → TRN, TAV, TA
- Intervalo PR curto? → Não → TA, TRN atípica, TS

Taquicardias com QRS Alargado - Diagnóstico e Abordagem Terapêutica: As taquicardias com QRS alargado são arritmias cardíacas que apresentam uma duração do complexo QRS acima de 120 ms. Essas arritmias podem ser classificadas em dois grupos principais: as taquiarritmias ventriculares, originadas nos ventrículos, e as taquiarritmias supraventriculares com condução atrioventricular (AV) aberrante. Neste capítulo, exploraremos o diagnóstico diferencial e as estratégias terapêuticas para essas condições.

Taquiarritmias Ventriculares: No primeiro grupo, encontramos a fibrilação ventricular e a taquicardia ventricular. Essas arritmias têm origem nos ventrículos e apresentam complexos QRS alargados no eletrocardiograma (ECG). A fibrilação ventricular é uma arritmia caótica e potencialmente letal, enquanto a taquicardia ventricular é caracterizada por ritmo acelerado e regular. O tratamento dessas taquiarritmias envolve medidas emergenciais, como desfibrilação elétrica, e o suporte avançado de vida.

Taquiarritmias Supraventriculares com Condução AV Aberrante: No segundo grupo, temos as taquiarritmias supraventriculares com condução AV aberrante, que podem ocorrer devido a bloqueio ou à presença de um feixe anômalo AV com condução anterógrada. A síndrome de Wolff-Parkinson-White (WPW) é um exemplo dessa condição. No WPW, observamos um intervalo PR curto (<0,12s) devido ao fenômeno de pré-excitação, que é identificado pelas ondas delta no início do complexo QRS no ECG. Além disso, podem ocorrer alterações na repolarização ventricular e sintomas como palpitações e/ou síncope.
O tratamento da síndrome de WPW geralmente envolve a ablação da via acessória, um procedimento eficaz com taxas de sucesso entre 85% e 95%. Alternativamente, podem ser utilizados medicamentos antiarrítmicos que atuam na via acessória, como a

propafenona em doses de 300-900 mg administradas 2-3 vezes ao dia, ou a amiodarona em doses de 100-200 mg 2-3 vezes ao dia.

Diagnóstico Diferencial e Algoritmo de Santos e Vereckei: O diagnóstico diferencial entre as taquiarritmias ventriculares e supraventriculares com condução AV aberrante pode ser desafiador. Estudos estatísticos mostram que aproximadamente 80% desses casos são de origem ventricular. Para auxiliar nessa diferenciação, diversos algoritmos foram propostos. Neste capítulo, utilizaremos o algoritmo simplificado de Santos e Vereckei. Segundo esse algoritmo, se observarmos um QRS positivo em aVR, é indicativo de uma taquicardia ventricular. Já no algoritmo de Santos, analisamos as derivações DI, DII, V1 e V6. Se pelo menos duas das quatro derivações (DI, DII, V1 e V6) apresentarem polaridade predominantemente negativa, estamos diante de uma taquicardia ventricular.

Torsades de Pointes - Taquicardia Ventricular Atípica: As Torsades de Pointes são um tipo de taquicardia ventricular atípica, caracterizada por complexos QRS polimórficos, intervalos RR variáveis e complexos QRS de amplitude variável em torno de uma linha de base isoelétrica. Essa arritmia ocorre com uma frequência de 200 a 250 batimentos por minuto e geralmente é de curta duração, não sendo sustentada. É associada a um intervalo QT prolongado, que pode ser visualizado no ECG antes ou depois da taquicardia. Nos casos em que o intervalo QT não é prolongado, deve-se considerar como uma taquicardia ventricular polimórfica e tratá-la como descrito anteriormente para a taquicardia ventricular.

Causas e Fatores de Risco: As Torsades de Pointes podem ser desencadeadas por diversas condições que causam prolongamento do intervalo QT. Entre as principais causas estão o uso de medicamentos, como a quinidina e outros antiarrítmicos (procainamida, disopiramida), fenotiazínicos e antidepressivos tricíclicos. Além disso, a hipocalemia, hipomagnesemia, bradicardia congênita e síndrome do QT prolongado também podem predispor ao desenvolvimento dessa arritmia.

Tratamento: O tratamento das Torsades de Pointes envolve a correção dos fatores envolvidos na origem do problema. Em casos agudos, é recomendado o uso de sulfato de magnésio intravenoso. A dose sugerida é de 50 mL de MgSO4 10% diluídos em 100 mL de solução glicosada isotônica a 5%, administrados em uma hora. Essa administração pode ser repetida até que o nível sérico de magnésio esteja normalizado.
Além disso, a estimulação com marcapasso transitório pode ser necessária para estabilizar a frequência cardíaca e prevenir episódios recorrentes. A abordagem terapêutica deve ser realizada em um ambiente hospitalar, com monitorização contínua e intervenções imediatas em caso de deterioração clínica.

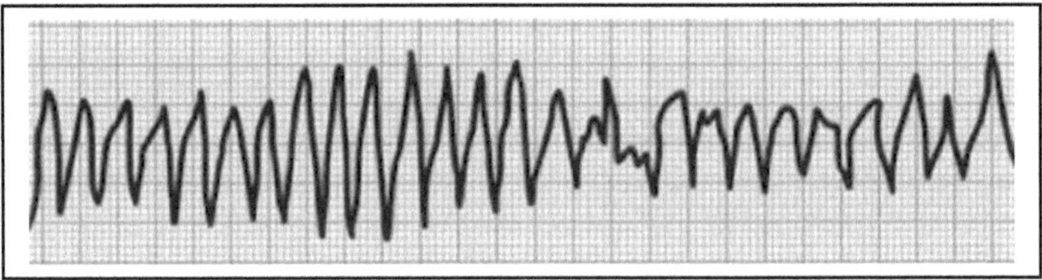

Torsades de Pointes.

Conclusão: As taquicardias com QRS alargado representam um desafio diagnóstico e terapêutico. A correta identificação do tipo de arritmia é fundamental para a escolha adequada do tratamento. O uso de algoritmos, como o de Santos e Vereckei, e a análise cuidadosa do ECG são ferramentas valiosas nesse processo. Ao compreender as características distintas das taquiarritmias ventriculares e supraventriculares com condução AV aberrante, podemos tomar decisões clínicas embasadas e oferecer aos pacientes o tratamento mais adequado para sua condição.

Referências Bibliográficas:

1. Camm JA, Kirchhof P, Lip GYH, Schotten U, Savelieva I, Ernst S, et al. Guidelines for the management of atrial fibrillation. The Task Force for the Management of Atrial Fibrillation of the European Society of Cardiology (ESC). Eur Heart J. 2010;31(19):2369-429.
2. Gazzoni G, Bartholomay E, Kalil C. Taquicardia com complexo QRS largo. In: Nasi LA, organizador. Rotinas em unidade vascular. Porto Alegre: Artmed; 2012. p. 248-66.
3. Miller JH, Das MK. Differential diagnosis for wide QRS complex tachycardia. In: Zipes DP, Jalife J, editors. Cardiac electrophysiology: from cell to bedside. 5th ed. Philadelphia: Saunders Elsevier; 2009. p. 823-30.
4. Zimerman LI, Chodosz ELK. Arritmias cardíacas de alto risco. In: Barreto SSM, Vieira SRR, Pinheiro CTS. Rotinas em terapia intensiva. 3.ed. Porto Alegre: Artmed; 2001.
5. Neumar RW, Otto CW, Link MS, Kronick SL, Shuster M, Callaway CW, et al. Part 8: adult advanced cardiovascular life support: 2010 American Heart Association Guidelines for Cardiopulmonary Resuscitation and Emergency Cardiovascular Care. Circulation. 2010;122(suppl 3):729-67.

Ressuscitação Cardiopulmonar

Leandro Fioravanti Figueiredo - *ISBN: 978-65-266-0489-2*

A ressuscitação cardiopulmonar (RCP) é uma sequência de ações cruciais que visam aumentar a chance de sobrevivência durante e após a ocorrência de uma parada cardiorrespiratória. Essas ações devem ser realizadas de forma coordenada e eficiente, seguindo os elos fundamentais da cadeia de sobrevivência do adulto. Neste capítulo, exploraremos cada um desses elos e a importância de uma abordagem abrangente na RCP.

1. Reconhecimento da PCR e ativação dos serviços de emergência: O primeiro elo da cadeia de sobrevivência é o reconhecimento imediato da parada cardiorrespiratória (PCR) e a ativação rápida dos serviços de emergência. A identificação precoce dos sinais de PCR é essencial para acionar a resposta adequada e iniciar as medidas de suporte vital.
2. RCP precoce: A realização de RCP precoce é fundamental para manter a circulação sanguínea e oxigenação dos tecidos durante a PCR. A aplicação correta das compressões torácicas e ventilação artificial é essencial para maximizar as chances de sobrevivência. O treinamento adequado em RCP e a prática regular são fundamentais para a efetividade dessa etapa.
3. Rápida desfibrilação: A desfibrilação precoce é um elo crucial na cadeia de sobrevivência, especialmente em casos de fibrilação ventricular ou taquicardia ventricular sem pulso. A aplicação rápida de um desfibrilador externo automático (DEA) ou desfibrilador interno (DCI) pode restaurar o ritmo cardíaco normal e melhorar as chances de sobrevivência.
4. Suporte avançado de vida: O suporte avançado de vida envolve uma abordagem mais complexa e é geralmente realizado por profissionais de saúde treinados. Inclui o uso de medicamentos, monitorização avançada, manejo das

vias aéreas e intervenções específicas para reverter a causa da PCR. Essa etapa é essencial para o tratamento e estabilização do paciente.

5. Cuidados pós-PCR: Após a estabilização inicial, os cuidados pós-PCR desempenham um papel crucial na recuperação do paciente. Isso envolve monitorização contínua, tratamento de condições subjacentes, cuidados intensivos e ações para prevenir danos cerebrais e outras complicações. A atenção adequada às necessidades do paciente nesse estágio é essencial para uma recuperação bem-sucedida.

Avaliação do Suporte Avançado de Vida Cardiovascular (SAVC): Ao concluir a avaliação do Suporte Básico de Vida, os profissionais de saúde devem realizar a avaliação do Suporte Avançado de Vida Cardiovascular (SAVC). Essa avaliação visa determinar a necessidade de intervenções mais avançadas e especializadas para o tratamento da PCR. A aplicação correta das diretrizes e protocolos estabelecidos é essencial nessa etapa.

Via aérea: A manutenção de uma via aérea patente é de extrema importância durante a RCP. Em alguns casos, pode ser necessário utilizar dispositivos avançados, como o tubo endotraqueal, a máscara laríngea, o tubo esôfago-traqueal ou o tubo laríngeo. Esses dispositivos garantem uma ventilação adequada e permitem o acesso necessário para a administração de medicamentos.

Respiração; Durante a PCR, é crucial administrar oxigênio a 100% para garantir uma oxigenação adequada dos tecidos. O objetivo é manter os níveis de saturação acima de 94%. No entanto, é importante evitar ventilação excessiva, pois pode resultar em pressões intratorácicas elevadas e comprometer o retorno venoso.

Circulação: A manutenção de compressões torácicas de alta qualidade é essencial para garantir uma circulação adequada durante a RCP. Monitorar o ritmo cardíaco continuamente é fundamental para determinar a necessidade de desfibrilação quando apropriado. Além disso, é importante obter acesso intravenoso ou intraósseo para administrar medicamentos e fluidos, se necessário.

Diagnóstico diferencial: Durante o suporte avançado de vida, é importante realizar uma avaliação completa em busca de possíveis causas reversíveis da PCR. Os diagnósticos diferenciais devem incluir as "5H" (hipóxia, hipovolemia, hipo ou hipercalemia, hipo ou hipertermia e hipóxia) e as "5T" (trombose coronariana, tóxicos, tensão (pneumotórax sob tensão), tamponamento cardíaco e tromboembolismo pulmonar). O tratamento específico para cada causa deve ser instituído conforme indicado.

5Hs: Hipovolemia, Hipo ou Hipercalemia; Hipóxia; Hidrogênio (acidose); Hipotermia. 5Ts: Tensão no tórax (pneumotórax); Tamponamento cardíaco; Toxinas; Trombose pulmonar (TEP); Trombose coronária (IAM).

Ritmos da PCR: A parada cardiorrespiratória pode ocorrer em quatro ritmos, tendo em comum a incapacidade de gerar fluxo de sangue significativo. O ritmo deve ser verificado a cada 2 minutos durante o atendimento.

- Fibrilação ventricular (FV): Representa uma atividade elétrica desorganizada do ventrículo.
- Taquicardia ventricular (TV) sem pulso: Representa atividade elétrica organizada do ventrículo, mas ainda assim incapaz de gerar pulso.
- Atividade elétrica sem pulso (AESP): Grupo heterogêneo de ritmos organizados associados à ausência de atividade ventricular mecânica.
- Assistolia: Representa ausência de atividade elétrica ventricular detectável ou linha isoelétrica no ECG.

Os medicamentos utilizados na PCR consistem em vasopressores (adrenalina e vasopressina) e antiarrítmicos (amiodarona e lidocaína). A atropina não é mais recomendada no atendimento da parada cardiorrespiratória.

- Adrenalina: 1 mg, a cada 3 a 5 minutos. Em pacientes com FV ou TV sem pulso, deve ser administrada após o segundo choque.

- Vasopressina: 40 mg podem substituir a primeira ou segunda dose de adrenalina. Confere um intervalo maior entre as drogas.
- Amiodarona: Indicada na PCR em FV ou TV sem pulso. Dose inicial de 300 mg em bolus após o terceiro choque, podendo ser seguido de uma dose de 150 mg após o quinto choque.
- Lidocaína: Indicada na PCR em FV ou TV sem pulso quando amiodarona não estiver disponível. A dose inicial é de 1 a 1,5 mg/kg, e doses adicionais de 0,5 a 0,75 mg/kg podem ser administradas a cada 5 a 10 minutos (dose máxima de 3 mg/kg). Pegar uma ampola de 20 mL de lidocaína 2% e administrar EV em bolus o peso do paciente dividido por 20. Exemplo: 80 kg / 20 = 4 mL EV bolus.

Cuidados pós-PCR: Objetivo de minimização dos fatores de risco pós-PCR (hipotensão, hiper ou hipoglicemia, hipoxemia, hipocapnia, hipertermia, distúrbios eletrolíticos). Realizar a otimização da pressão de perfusão cerebral e a hipotermia terapêutica podem melhorar o prognóstico do doente. Com base nas evidências disponíveis, os alvos terapêuticos propostos pelas atuais diretrizes para pacientes em estado pós-parada cardiorrespiratória são: pressão arterial média entre 65 e 100 mmHg (protocolos recentes sugerem níveis entre 80 e 100 mmHg), pressão venosa central entre 8 e 12 mmHg, saturação venosa central de oxigênio (SvcO2) maior que 70%, débito urinário maior ou igual a 1 mL/kg/h e um nível sérico de lactato normal ou descendente.

Referências bibliográficas:

1. Hunziker, S., Johansson, A. C., Tschan, F., Semmer, N. K., Rock, L., Howell, M. D., et al. (2011). Teamwork and leadership in cardiopulmonary resuscitation. J Am Coll Cardiol, 57(24), 2381-2388.
2. Link, M. S., Atkins, D. L., Passman, R. S., Halperin, H. R., Samson, R. A., White, R. D., et al. (2010). Part 6: electrical therapies: automated external defibrillators, defibrillation, cardioversion, and pacing: 2010 American Heart Association Guidelines for Cardiopulmonary Resuscitation and Emergency Cardiovascular Care. Circulation, 122(18 Suppl 3), 706-719.
3. Neumar, R. W., Otto, C. W., Link, M. S., Kronick, S. L., Shuster, M., Callaway, C. W., et al. (2012). Part 8: adult advanced cardiovascular life support: 2010 American Heart Association Guidelines for Cardiopulmonary Resuscitation and Emergency Cardiovascular Care. Circulation, 122(18 Suppl 3), 729-767.
4. Field, J. M., Hazinski, M. F., Sayre, M. R., Chameides, L., Schexnayder, S. M., Hemphill, R., et al. (2010). American Heart Association 2010 - American Heart Association Guidelines for Cardiopulmonary Resuscitation and Emergency Cardiovascular Care. International Consensus on Science. Circulation, 122(Suppl. 3), 640-946.
5. Gonzalez, M. M., Timerman, S., Oliveira, R. G., Polastri, T. F., Dallan, L. A. P., Araújo, S., et al. (2013). I diretriz de ressuscitação cardiopulmonar e cuidados cardiovasculares de emergência da Sociedade Brasileira de Cardiologia: resumo executivo. Arq Bras Cardiol, 100(2).

Síndrome Coronariana Aguda

Leandro Fioravanti Figueiredo - *ISBN: 978-65-266-0489-2*

Usamos o termo síndrome coronariana aguda (SCA) para pacientes nos quais há uma suspeita de isquemia miocárdica. Há três tipos de SCA: infarto agudo do miocárdio com supradesnivelamento de segmento ST (IAMCSST), infarto agudo do miocárdio sem supradesnivelamento de segmento ST (IAMSSST) e angina instável. Esta é uma definição que visa a definir estratégias de tratamento imediato. No IAM, há evidência de necrose miocárdica.

São critérios para o diagnóstico do IAM: detecção de aumento e/ou diminuição de valores de biomarcadores cardíacos (preferencialmente troponina) com pelo menos um valor acima do percentil 99 do valor de referência, associados a pelo menos um dos seguintes:

1. Sintomas de isquemia miocárdica (dor torácica típica).
2. Alteração nova ou presumidamente nova de segmento ST-T ou bloqueio de ramo esquerdo (BRE) novo.
3. Nova onda Q patológica no ECG.
4. Evidência de imagem de nova perda de miocárdio viável ou mesmo alteração contrátil regional (alterações de contratilidade de paredes em ecocardiograma).
5. Identificação de trombo em coronária à angiografia ou à necropsia.
6. No IAM relacionado à angioplastia coronariana é definido por elevação de mais de 5 vezes o percentil 99 em pacientes com valores basais normais ou incremento de mais de 20% naqueles com alteração basal associados a sintomas ou alteração eletrocardiográfica isquêmica nova, ou achado angiográfico compatível ou alteração nova de imagem.
7. Trombose de stent associada a IAM quando detectada por angiografia ou necropsia em um contexto de isquemia miocárdica com elevação de biomarcador.

8. IAM relacionado à revascularização cirúrgica é definido pela elevação de biomarcador (> 10 vezes o percentil 99), somado a nova onda Q ou novo achado angiográfico ou nova perda de miocárdio viável ou alteração contrátil.

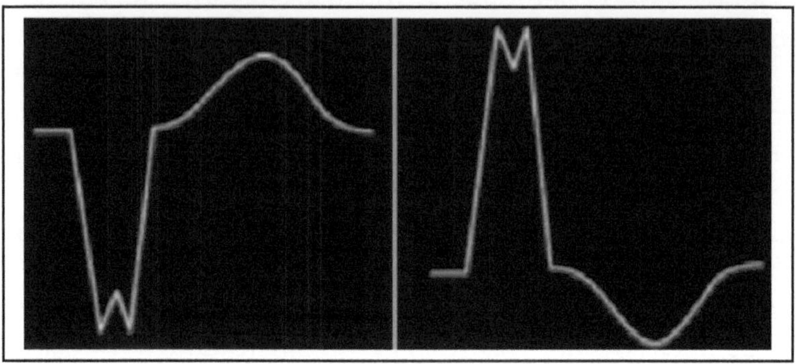

BRE em V1 e V6

O IAM com supradesnivelamento do segmento ST é uma síndrome clínica com sintomas característicos de isquemia miocárdica em associação a uma elevação persistente do segmento ST no eletrocardiograma e consequente liberação de biomarcadores de necrose miocárdica. Na ausência de hipertrofia de ventrículo esquerdo (HVE) ou bloqueio de ramo esquerdo (BRE), considera-se elevação de segmento ST compatível com IAM com supradesnivelamento do segmento ST nas seguintes alterações:

Em homens, elevação do ponto J maior ou igual a 2 mm (0,2 mV) em duas derivações contíguas;

Em mulheres, elevação do ponto J maior ou igual a 1,5 mm (0,15 mV) nas derivações V2 ou V3 e/ou elevação maior ou igual a 1,0 mm (0,1 mV) nas demais derivações precordiais ou periféricas. Um novo ou presumidamente novo BRE é considerado IAM com supradesnivelamento do segmento ST equivalente.

Fisiopatologia: A ruptura ou erosão de placas coronárias são os eventos que iniciam o quadro clínico. Placas vulneráveis são comumente encontradas em artérias coronárias em necropsias. Quando uma placa erode ou se rompe, processos fisiopatológicos desencadeados resultam na formação de trombo no sítio arterial lesado. Isso pode levar a rápidas mudanças na gravidade da estenose e determinar oclusões parciais ou totais da artéria envolvida. O trombo é rico em plaquetas, e fatores sistêmicos de hipercoagulabilidade, hipercolesterolemia, aumento do fibrinogênio sérico, alteração na fibrinólise, e tudo isso contribui para a formação e aumento de um trombo. A trombólise espontânea pode explicar episódios transitórios de oclusão e suboclusão e estão associados a sintomas e alterações eletrocardiográficas transitórias. A formação de trombos resulta em súbito corte ou redução do fluxo coronariano no vaso em questão. Ocorre então o desequilíbrio entre a oferta e o consumo de oxigênio, produzindo as manifestações clínicas da isquemia.

A apresentação clínica costuma ser dor torácica de duração prolongada (> 20 min) em repouso, acompanhada ou não de sintomas neurovegetativos (como liberação de esfíncter), insuficiência ventricular esquerda ou direita, novos sopros cardíacos, instabilidade hemodinâmica e alterações eletrocardiográficas do segmento ST. Quando não há alterações do segmento ST, mas os marcadores de necrose miocárdica estão elevados, estamos diante de um infarto agudo do miocárdio sem supradesnivelamento do segmento ST. Quando temos uma dor torácica típica, mas não temos alterações no ECG ou em marcadores de necrose miocárdica, estamos diante de uma angina instável.

1. Dor torácica → SCA → ST elevado → Troponina e CKMB elevados = IAM com supradesnivelamento do segmento ST;
2. Dor torácica → SCA → ST sem elevação → Troponina e CKMB elevados = IAM sem supradesnivelamento do segmento ST;
3. Dor torácica → SCA → ST sem elevação → Troponina e CKMB negativos = Angina instável.

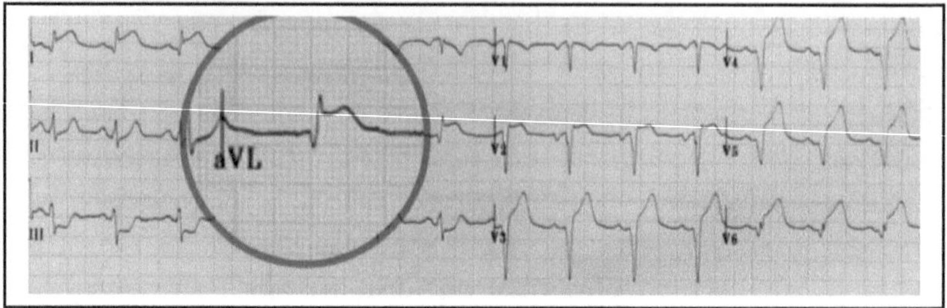

IAM com supra de parede lateral.

Tratamento: Basicamente, o que difere o tratamento do IAM com supradesnivelamento do segmento ST para o IAM sem supradesnivelamento e angina instável é a necessidade de restaurar o fluxo (abrir as artérias) no IAM com supradesnivelamento do segmento ST. O método preferencial para isso é a angioplastia com stent (ATC) com porta-balão de no máximo 90 minutos. Caso o serviço não possua centro de hemodinâmica, devemos proceder com a trombólise farmacológica. Na ausência de contraindicações à trombólise, fibrinolíticos devem ser administrados aos pacientes com IAM com supradesnivelamento do segmento ST, cujos sintomas iniciaram dentro das últimas 12 horas, quando não houver a possibilidade de transferência e realização de ATC primária dentro de 120 minutos da primeira avaliação. Na ausência de contraindicações à terapia de trombólise e impossibilidade de ATC, é aceitável a administração de trombolíticos entre 12 e 24 horas do início dos sintomas, quando houver sinais clínicos ou eletrocardiográficos de isquemia miocárdica e uma grande área de miocárdio sob risco ou instabilidade hemodinâmica (mnemônico CHAADD - isto é congestão pulmonar, hipotensão ou hipertensão extremas, alteração de consciência, alteração de perfusão capilar com tempo de enchimento capilar > 3 segundos, dispneia, dor torácica). Pacientes submetidos a fibrinolíticos fibrinoespecíficos devem permanecer anticoagulados por, no mínimo, 48 horas durante a hospitalização, ou até oito dias, ou quando até a revascularização. Em pacientes que tenham recebido estreptoquinase e que sejam considerados de alto risco para embolização sistêmica, é aceitável manter a anticoagulação preferencialmente com enoxaparina.

1. AAS deve ser administrado a todos os pacientes na apresentação e mantido indefinidamente (classe I).
2. Dose de ataque de clopidogrel ou ticagrelor deve ser administrada, seguida por dose de manutenção por até 12 meses (classe I).
3. Pode-se considerar o uso seletivo de prasugrel em pacientes que farão coronariografia com plano definido de ATC, na ausência de contraindicação a esta medicação.
4. Dose de ataque de inibidor do receptor P2Y12 deve ser administrada a pacientes com plano de ATC: clopidogrel 600 mg, prasugrel 60 mg ou ticagrelor 180 mg.
5. Pacientes já com dupla antiagregação plaquetária, a adição de inibidor GP IIb/IIIa pode ser considerada naqueles com SCA com supradesnivelamento do segmento ST de alto risco com plano de estratégia invasiva (classe IIB).
6. Para pacientes em estratégia inicialmente conservadora (IAM sem supradesnivelamento do segmento ST e angina instável), é recomendada a anticoagulação com heparina não fracionada (HNF) por, no mínimo, 48 horas, ou enoxaparina durante toda a internação hospitalar ou por até 8 dias.
7. Para pacientes em que se optou por ATC após coronariografia (CATE), é razoável a administração de inibidor GP IIb/IIIa (abciximabe, eptifibatide ou tirofibano → 50 mL em 250 mL de SGI 5% EV BIC 48 mL/h em 30 minutos e a seguir 12 mL/h durante 24 horas), particularmente para aqueles com troponina positiva ou outros achados de alto risco (alta carga de trombos em angiografia).

Mnemônico do MMINABE: Todos os pacientes (exceto em casos de contraindicação) devem receber:

1. MOV: (monitor, oxigênio e veias: acesso venoso).
2. Morfina: (10 mg/mL → 01 ampola + 09 mL ABD, fazer 2-3 mL da solução EV em bolus). Analgesia: Na ausência de hipersensibilidade, a morfina é o analgésico de escolha, particularmente naqueles com edema pulmonar. Suas

ações incluem a diminuição do trabalho respiratório e da ansiolise e podem favorecer o desempenho ventricular. Anti-inflamatórios não esteroides são contraindicados.

3. IECA: Um inibidor da enzima conversora da angiotensina (IECA) deve ser administrado nas primeiras 24 horas em pacientes com IAM com supradesnivelamento do segmento ST de parede anterior, com insuficiência cardíaca ou FE < 40%, a menos que contraindicado (classe I). É razoável o uso de IECA em todos os pacientes com IAM com supradesnivelamento do segmento ST, sem contraindicação (classe II).
4. Nitrato: Isordil → 5-20 mg VO 12/12h; Tridil (nitroglicerina): 5 mL + 245 mL SG 5% em bomba de infusão contínua (BIC) EV 5-10 mL/h. A nitroglicerina pode contribuir no controle dos sinais e sintomas de isquemia miocárdica pela redução da pré-carga e pelo aumento do fluxo coronariano. Não deve ser utilizada em pacientes hipotensos ou com sinais de insuficiência cardíaca.
5. AAS: (ácido acetilsalicílico) 300 mg dose de ataque e manutenção de 100 mg ao dia.
6. Betabloqueador: São iniciados nas primeiras 24 horas, na ausência dos seguintes fatores (classe I): Sinais de insuficiência cardíaca, presença de baixo débito cardíaco, risco aumentado para choque cardiogênico (isto é: > 70 anos, pressão arterial sistólica menor que 120 mmHg, frequência cardíaca > 110 bpm) ou contraindicação ao uso de betabloqueadores (PR > 0,24s, BAV [bloqueio atrioventricular] de segundo ou terceiro grau, asma ou broncorreatividade conhecidos). É razoável o uso de betabloqueadores EV em pacientes que estejam hipertensos ou com sinais de isquemia miocárdica, na ausência de contraindicação. SELOKEN de 5 mg: Meia (2,5 mg) a 01 ampola (5 mg) + 5 mL ABD EV bolus até o máximo de 4 ampolas ou 20 mg.

7. Estatinas: Entre todas as estatinas disponíveis, somente a atorvastatina (80 mg/dia) mostrou redução de mortalidade e eventos isquêmicos em pacientes com SCA.

Referências Bibliográficas:

1. GRACE: Global Registry of Acute Coronary Events [Internet]. GRACE. Massachusetts: UMMS; c2014 [capturado em 5 jan 2014]. Disponível em: http://www.outcomesumassmed.org/grace/.
2. Second International Study of Infarction Survival (ISIS-2). Randomized trial of intravenous streptokinase, oral aspirin, both, or neither among 17,187 cases of suspected acute MI. Lancet. 1988; 332: 349-60.
3. Fibrinolytic Therapy Trialists' (FTT) Collaborative group. Lancet. 1994; 343: 311-22.
4. ISIS-1 Collaborative Group. Randomised trial of intravenous atenolol among 16,107 cases of suspected acute MI. Lancet. 1986; 328: 57-65.
5. The AIRE Study Investigators. Effect of ramipril on mortality and morbidity of survivors of acute myocardial infarction with clinical evidence of heart failure. Lancet. 1993; 342: 821-8.

Emergências Hipertensivas

Leandro Fioravanti Figueiredo - *ISBN: 978-65-266-0489-2*

As emergências hipertensivas configuram situações em que os níveis tensionais elevados proporcionam uma ameaça à vida ou uma lesão orgânica irreversível. Elas se associam a pressões elevadas, geralmente acima de 180/110 mmHg, com dano agudo a órgãos vitais, como sistema nervoso central, miocárdio, aorta, rins e pulmões. Nas urgências hipertensivas, não há dano de órgãos-alvo, mas risco evidente de progressão para emergência hipertensiva caso não seja tratada. Podem ocorrer situações como hipertensão no perioperatório de cirurgia de grande porte, uso de anticoagulantes com risco de sangramento interno, aumento súbito da pressão arterial por rebote (por exemplo, no uso da clonidina) ou por intoxicação exógena, como uso de cocaína.

Encefalopatia hipertensiva: pode ocorrer tanto em pacientes cronicamente hipertensos como em cenários agudos de hipertensão, como pré-eclâmpsia, glomerulopatia aguda, púrpura trombocitopênica trombótica, feocromocitoma ou tratamento com imunossupressores. Clinicamente, apresenta-se como uma elevação repentina nos níveis tensionais, resultando em convulsões, edema cerebral importante, levando a cefaleia, náuseas e vômitos, rebaixamento do sensório, distúrbios visuais. Esses sintomas surgem gradualmente dentro de 24 a 48 horas, sendo um diagnóstico diferencial a hemorragia intracraniana. A realização de tomografia computadorizada de crânio nesse cenário visa excluir hemorragia intracraniana, infartos cerebrais ou tumores. O tratamento tem como alvo a redução da pressão em mais de 25% dentro das primeiras 24 horas, utilizando-se preferencialmente dos vasodilatadores EV. Nipride (nitroprussiato) → 2 mL + 248 mL SGI 5% EV em BIC 5-10 mL/h.

Crise adrenérgica: Pode ocorrer no feocromocitoma, na disfunção autonômica, como na síndrome de Guillain-Barré, na retirada de medicamentos anti-hipertensivos de ação central como a clonidina e overdose por medicamentos e drogas, como no abuso de cocaína. Nessas situações caracterizadas por estimulação simpática excessiva, agentes beta-antagonistas devem ser evitados para prevenir antagonismo de receptores beta com uma atividade alfa-adrenérgica não antagonizada, resultando em potencial aumento pressórico. No tratamento, pode-se utilizar nitroprussiato. No caso do uso de cocaína, devemos associar os benzodiazepínicos (Diazepam 5-10 mg, meia a 01 ampola EV em bolus). Casos devidos à retirada de clonidina devem ser tratados reiniciando-a primeiramente. Clonidina 150 mcg, 01 ampola + 100 mL SGI 5% EV correr em 01 hora.

Doentes renais: A hipertensão é a principal complicação cardiovascular da insuficiência renal crônica (IRC), sendo causada pelo aumento do volume extracelular e pela vasoconstrição secundária à ativação do eixo renina-angiotensina-aldosterona. Pacientes em hemodiálise, particularmente aqueles em uso de eritropoietina, são frequentemente hipertensos. Em transplantados renais, a hipertensão deve-se a uma variedade de causas, tais como a estenose da artéria renal do enxerto, secreção de renina pelo rim nativo, terapia com corticoide e ciclosporina.

Acidentes vasculares encefálicos: acidentes vasculares encefálicos (AVEs) são quase sempre acompanhados de elevações pressóricas de pelo menos 10%. A elevação dos níveis tensionais vista na fase aguda é parte do reflexo fisiológico em manter uma adequada pressão de perfusão cerebral. O controle agressivo da pressão não deve ser realizado, devendo ser administrados anti-hipertensivos apenas quando a pressão arterial sistólica (PAS) for > 220 mmHg ou a pressão arterial diastólica (PAD) for > 120 mmHg. Naqueles pacientes candidatos à trombólise, tratar com medicamentos endovenosos objetivando uma PAS < 185 mmHg e uma PAD < 110 mmHg. Deve-se ainda evitar hipoglicemia ou hiperglicemia que pioram o prognóstico do doente. Na prevenção secundária, recomenda-se o uso de antiagregantes plaquetários (AAS), estatinas (atorvastatina ou rosuvastatina com alvo de LDL < 70 mg/dL), e controle dos fatores de risco.

Referências bibliográficas:

1. Johnson W, Nguyen ML, Patel R. Hypertension crisis in the emergency department. In: Cardiol Clin. 2012;30(4):533-43.
2. Fuchs FD, Neto JFL, Neves JM. Urgência e emergência hipertensiva. In: Arq Bras Cardiol. 1991;56:243-6.
3. Salgado DR, Silva E, Vincent JL. Control of hypertension in the critically ill: a pathophysiological approach. In: Ann Intensive Care. 2013;3(1):17.
4. Gus M, Adrighetto AG, Balle VR, Pilla MB. Abordagem terapêutica de pacientes com queixa de pressão arterial elevada em um setor de emergência cardiológica. In: Arq Bras Cardiol. 1999;72:321-3.
5. Slama M, Modeliar SS. Hypertension in the intensive care unit. In: Curr Opin Cardiol. 21(4):279-87.

Tamponamento Cardíaco

Leandro Fioravanti Figueiredo - *ISBN: 978-65-266-0489-2*

O tamponamento cardíaco caracteriza-se pela presença de derrame pericárdico contido entre as membranas visceral e parietal o suficiente para causar choque circulatório e compressão de câmaras cardíacas. O acúmulo de líquido pericárdico induz o colapso do átrio direito e consequente choque.

Principais causas de tamponamento cardíaco:

- Doença pericárdica secundária a neoplasias
- Derrame tuberculoso e outras infecções granulomatosas
- Hematoma pericárdico pós-cirurgia cardíaca
- Dissecção da aorta proximal com acometimento do saco pericárdico
- Hemopericárdio traumático, seja por ferimento fechado ou penetrante
- Ruptura miocárdica por IAM
- Pericardite urêmica
- Pericardite infecciosa
- Doenças autoimunes, como o lupus eritematoso sistêmico, as vasculites e a esclerodermia.

Quadro clínico: dor no peito de forma abrupta com dispneia associada a sinais de choque obstrutivo. Ocorre elevação da pressão venosa jugular acompanhada de abafamento de sons cardíacos e visível dilatação de vasos cervicais.

Diagnóstico e tratamento: Feitos através do ecocardiograma. A utilização do eco permite a localização, o dimensionamento e a punção segura do derrame pericárdico. A punção subxifoidiana é a via de escolha, em que remoções a partir de 50 mL de líquido já garantem uma melhora hemodinâmica significativa. A utilização de um cateter pela técnica de Seldinger garante uma drenagem contínua e pode permanecer por alguns dias no saco pericárdico.

Derrames crônicos devem ser drenados lentamente para evitar reexpansão, dilatação ventricular súbita e edema pulmonar. Pericardiotomia com janela pericárdica pode ser preferida em cenários específicos, como risco elevado de punção do ventrículo direito, nos casos de derrame loculado e necessidade de biópsia tecidual.

Referência bibliográfica:

1. Maisch, B., Ristic, A. D., Erbel, R., Adler, Y., Seferovic, P. M., Thiene, G., et al. (2004). Guidelines on the diagnosis and management of pericardial diseases. In: European Heart Journal, 25, 587-610.

Dissecção de Aorta

Leandro Fioravanti Figueiredo - *ISBN: 978-65-266-0489-2*

A dissecção de aorta é definida como um rompimento da camada média da aorta com hemorragia para dentro e ao longo da parede desta artéria, resultando em separação de suas camadas. Na maioria dos casos (cerca de 90%), há um rompimento da íntima que permite a saída de sangue do lúmen da aorta e a formação de um plano de dissecção na camada média. Sua idade média de apresentação é 63 anos, com predomínio masculino (65%).

A dissecção aórtica pode ser de dois tipos segundo Stanford: A e B.

- Tipo A acomete aorta ascendente;
- Tipo B envolve aorta descendente.

Na ausência de tratamento, a dissecção tipo A tem uma mortalidade em torno de 75% em duas semanas.

Já a classificação de DeBakey categoriza as dissecções baseadas na origem da ruptura da íntima e na extensão da dissecção:

- Tipo I - a dissecção se origina na aorta ascendente e se propaga distalmente, incluindo o arco aórtico e geralmente a aorta descendente;
- Tipo II - a dissecção se origina e fica confinada à aorta ascendente;
- Tipo III - a dissecção tem origem na aorta descendente e se propaga, mais frequentemente, distalmente; quando fica restrita à aorta descendente, denomina-se tipo IIIa, e quando se propaga distalmente ao diafragma, denomina-se tipo IIIb.

Aproximadamente 62% das dissecções agudas são tipo A, sendo os restantes 38% tipo B. Para fins de classificação temporal, chama-se de dissecção de aorta aguda aquela em que o diagnóstico foi feito em até duas semanas do início dos sintomas; subaguda aquela com 2 a 6 semanas de evolução; e crônica quando há mais de seis semanas do início da dor. As dissecções de aorta ascendentes são mais comuns que as de aorta descendente. A parede lateral direita da aorta ascendente é o sítio de ruptura mais comum. Em pacientes com dissecção de aorta ascendente, o envolvimento do arco aórtico ocorre em cerca de 30% dos casos.

A hipertensão arterial sistêmica está presente em 60 a 80% dos pacientes e, na maioria das vezes, é de difícil controle. Predisposição genética pode estar presente no contexto da síndrome, como síndrome de Marfan, síndrome Loeys-Dietz, síndrome Ehlers-Danlos. Um dos fatores de risco mais importantes é a história familiar de aneurisma de aorta torácica. Entre 13 e 19% dos pacientes com dissecção de aorta, sem síndromes genéticas identificadas com aneurismas de aorta torácica, tinham história de familiares em primeiro grau com aneurismas de aorta torácica ou dissecção de aorta.

Manifestações clínicas: Sintomas típicos incluem dor torácica aguda, súbita, de forte intensidade, descrita como uma dor dilacerante. Aproximadamente 40% dos pacientes que têm dissecção aguda de aorta morrem antes do atendimento médico. Aqueles que sobrevivem ao evento inicial devem ser estabilizados com o atendimento clínico. O diagnóstico requer um alto nível de suspeição, sendo que em torno de 30% dos pacientes com o diagnóstico de dissecção, um outro diagnóstico foi feito antes. A dor é mais frequentemente localizada na região médio-esternal, nas dissecções que acometem a aorta ascendente, e na região interescapular naquelas que acometem a aorta torácica descendente. A dor é constante e de maior intensidade logo no início. A apresentação também pode ser com sinais e/ou sintomas de má perfusão cerebral, membros ou órgãos viscerais.

Diagnóstico: Exames de imagem são essenciais para o correto diagnóstico e esclarecimento da anatomia, o que vai definir o tipo de tratamento. O melhor exame é aquele que pode ser obtido mais rapidamente e com o menor desconforto ao paciente. Dois métodos preenchem esses critérios: a tomografia computadorizada (TC) e o ecocardiograma. A chamada abordagem triple rule-out (TRO) visa à avaliação de pacientes considerados de baixo ou intermediário risco para síndrome coronariana aguda (SCA), porém com sintomas possivelmente associados à embolia pulmonar ou dissecção de aorta. É uma angiotomografia computadorizada, sincronizada com eletrocardiograma, que avalia em um só exame a aorta, as coronárias e as pulmonares. Esta abordagem demanda tecnologia apropriada e uso de doses mais altas de contraste do que aquelas habitualmente usadas.

Tratamento: O estresse sobre a parede aórtica é afetado pela velocidade da contração ventricular, pela frequência cardíaca e pela pressão arterial. A estabilização médica inicial utilizando betabloqueadores injetáveis (metoprolol → ampolas de 5mg/5mL, uma ampola + 5mL ABD EV bolus até a dose máxima de 20mg, esmolol) controla essas três variáveis. O objetivo inicial é manter a frequência cardíaca em 60 bpm e a pressão sistólica entre 100 e 120 mmHg. A maioria dos pacientes necessita de mais de um anti-hipertensivo. O nitroprussiato de sódio (2 mL + 248 mL SGI 5% EV em BIC 5-10 mL/h) é o fármaco mais frequentemente associado aos betabloqueadores. Outros fármacos vasodilatadores podem ser necessários. O adequado controle da dor é fundamental para diminuir o aumento da frequência cardíaca e da pressão arterial mediados pelos estímulos simpáticos. Os analgésicos opióides são os mais utilizados, morfina: (10 mg/mL → 01 ampola + 09 mL ABD, fazer 2-3 mL da solução EV em bolus). O objetivo do tratamento cirúrgico da dissecção aguda tipo A é prevenir a ruptura da aorta no pericárdio ou região pleural e evitar o comprometimento dos óstios coronários e da válvula aórtica. O envolvimento da aorta ascendente é indicação de tratamento cirúrgico. As dissecções do tipo B devem ser manejadas clinicamente. O tratamento cirúrgico/endovascular está indicado apenas quando aparecem as complicações, tais como ruptura, má perfusão, expansão, hemotórax ou falha no tratamento clínico.

Referências bibliográficas:

1. Johnston KW, Rutherford RB, Tilson MD, Shah DM, Hollier L, Stanley JC. Suggested standards for reporting on arterial aneurysms. Subcommittee on Reporting Standards for Arterial Aneurysms, Ad Hoc Committee on Reporting Standards, Society for Vascular Surgery and North American Chapter, International Society for Cardiovascular Surgery. J Vasc Surg. 1991;13(3):452-8.
2. Mészáros I, Mórocz J, Szlávi J, Schmidt J, Tornóci L, Nagy L, et al. Epidemiology and clinicopathology of aortic dissection. Chest. 2000;117(5):1271.
3. Hiratzka LF, Bakris GL, Beckman JA, Bersin RM, Carr VF, Casey DE Jr, et al. 2010 ACCF/AHA/AATS/ACR/ASA/SCA/SCAI/SIR/STS/ SVM Guidelines for the diagnosis and management of patients with thoracic aortic disease: a report of the American College of Cardiology Foundation/American Heart Association Task Force on Practice Guidelines, American Association for Thoracic Surgery, American College of Radiology, American Stroke Association, Society of Cardiovascular Anesthesiologists, Society for Cardiovascular Angiography and Interventions, Society of Interventional Radiology, Society of Thoracic Surgeons, and Society for Vascular Medicine. J Am Coll Cardiol. 2010;55(14):e27-e129.
4. Hagan PG, Nienaber CA, Isselbacher EM, Bruckman D, Karavite DJ, Russman PL, et al. The International Registry of Acute Aortic Dissection (IRAD): new insights into an old disease. JAMA. 2000;283(7):897.
5. Sundt TM. Intramural hematoma and penetrating atherosclerotic ulcer of the aorta. Ann Thorac Surg. 2007;83(2):S835-41.

Choque

Leandro Fioravanti Figueiredo - *ISBN: 978-65-266-0489-2*

Choque ocorre quando a oferta de oxigênio aos tecidos se torna inadequada para garantir a demanda metabólica desses mesmos tecidos. O paciente em estado de choque geralmente apresenta uma queda brusca na pressão arterial e disfunção de vários órgãos, mas essa correlação entre hipotensão e choque nem sempre é verdadeira. Um paciente com edema agudo de pulmão com pressão arterial sistólica de 220mmHg encontra-se em choque mesmo com nível pressórico extremamente elevado. Os sinais e sintomas variam de acordo com a causa do choque e os órgãos afetados. Em casos mais graves, é comum ocorrer acidose metabólica e a falência múltipla de órgãos e sistemas. É importante considerar as principais causas de choque ao avaliar um paciente com hipotensão e sinais de má perfusão, como infarto agudo do miocárdio, dissecção aórtica, embolia pulmonar maciça, sepse, hipovolemia ou hemorragia. O choque pode ser classificado em diferentes tipos, incluindo cardiogênico, hipovolêmico, séptico, obstrutivo, anafilático, neurogênico e secundário a drogas.

Classificação do Choque e suas Causas:

1. O choque hipovolêmico pode ser hemorrágico, caracterizado pela perda de sangue, pode ser causado por trauma, hemorragia gastrointestinal, hemorragia interna (como hemoperitônio) e perda plasmática decorrente de queimaduras ou dermatite esfoliativa.
2. Já o choque cardiogênico pode ocorrer devido a arritmias (bradiarritmias ou taquiarritmias), falha da bomba cardíaca (como infarto do miocárdio ou miocardiopatia), disfunção valvar aguda ou ruptura ventricular.
3. O choque obstrutivo pode ser causado por pneumotórax hipertensivo, doença pericárdica, tromboembolismo

pulmonar, doença valvar obstrutiva, tumor ou trombo intracardíaco.

4. Por sua vez, o choque distributivo é associado a condições como sepse, anafilaxia, choque neurogênico, uso de medicamentos vasodilatadores ou insuficiência suprarrenal.

O choque distributivo é caracterizado pela diminuição da resistência vascular devido a diversos mecanismos fisiopatológicos, como anafilaxia e síndrome de resposta inflamatória sistêmica (SIRS) causada por sepse, pancreatite, queimaduras ou trauma não infeccioso. No choque distributivo de natureza inflamatória, os sintomas são resultado da atuação de mediadores inflamatórios, como o óxido nítrico (NO), citocinas e prostaglandinas.

Choque séptico - A sepse é a principal causa de choque. A mortalidade associada ao choque séptico é elevada, variando entre 40% e 70%. Os pacientes com choque séptico geralmente apresentam febre, hipotensão, hiperglicemia e alterações do estado mental. A sepse pode ser causada por organismos gram-negativos, gram-positivos, fungos ou até mesmo vírus. Os principais sinais de sepse incluem aumento da temperatura corporal (em 10% dos casos pode ocorrer hipotermia), taquicardia, hiperventilação e alterações no leucograma, como leucocitose, leucopenia ou aumento da presença de células jovens.

Choque neurogênico - O choque neurogênico pode ser desencadeado por lesões na medula espinhal, anestesia espinhal ou epidural e estimulação do sistema nervoso parassimpático por meio do reflexo vagal causado por dor intensa. Os principais sintomas são hipotensão, bradicardia e síncope.

Choque cardiogênico - O choque cardiogênico ocorre devido a uma falha no bombeamento eficiente do coração. Pode ser causado por infarto do miocárdio, miocardiopatia, contusão miocárdica, doença valvar ou arritmias cardíacas.

Choque obstrutivo - O choque obstrutivo é causado por uma obstrução física que impede o fluxo adequado do sangue. Exemplos de condições que podem levar a um choque obstrutivo incluem tamponamento cardíaco, pneumotórax hipertensivo e embolia pulmonar. Essas condições resultam em uma diminuição crítica do débito cardíaco.

Diagnóstico: Alguns sinais clínicos podem ser semelhantes para os vários tipos de choque, como os mencionados a seguir.

- Hipotensão: A hipotensão arterial em adultos é comumente descrita como uma pressão sistólica menor que 90 mmHg, ou uma pressão arterial média (PAM) inferior a 65 mmHg. É mais precisamente identificada como uma diminuição em relação à pressão arterial normal específica de cada paciente, acompanhada de sinais clínicos de compensação reflexa, como o aumento na frequência cardíaca.

- Hipoperfusão: Indivíduos em condições instáveis manifestam uma circulação periférica comprometida, caracterizada por enchimento capilar retardado (superior a 5 segundos), extremidades com sensação de frio e pulsos periféricos fracos. No contexto do choque distributivo, especialmente o choque séptico, observa-se uma melhora parcial na volemia e um padrão de fluxo sanguíneo acelerado, o que pode resultar em extremidades relativamente aquecidas e pulsos mais preservados. O diagnóstico mais preciso da hipoperfusão é realizado por meio da identificação de disfunção orgânica evidente (como oligúria, isquemia intestinal, disfunção hepática e alterações no estado mental, rebaixamento do sensório) e pelo monitoramento de um marcador metabólico: a hiperlactatemia (com valor superior a 50% da referência). A repetição dos testes de lactato com o objetivo de confirmar a diminuição dos níveis elevados de lactato (inferior a 2 mmol/L) parece ser um parâmetro adequado para avaliar a eficácia do tratamento, mesmo levando em conta algumas restrições (como insuficiência hepática e hiperlactatemia sem falta de oxigênio nos tecidos, por exemplo, aumento da produção anaeróbica de glicose).

Tratamento: De forma geral devemos realizar os três Vs na abordagem inicial do choque até a estabilização clínica do quadro.

- Ventilação de excelência: Reestabelecer ou realizar a manutenção das vias aéreas para assegurar a troca de gases sanguíneos, mantendo uma boa quantidade de oxigênio ofertada aos tecidos com saturação de oxigênio acima de 90%.
- Volume: A administração de fluidos intravenosos desempenha um papel fundamental no tratamento de todos os casos de choque, visando melhorar o volume plasmático. A ressuscitação inicial do volume sanguíneo deve ser realizada de forma ágil, com a infusão de 1 a 2 litros de solução cristaloide ou coloide em um período de 30 a 60 minutos, a fim de corrigir a hipotensão (pressão arterial sistólica < 90 mmHg ou pressão arterial média < 65 mmHg). Caso a instabilidade hemodinâmica persista, a reposição deve ser conduzida com base em medidas dinâmicas de resposta ao volume. Quanto às transfusões sanguíneas devemos manter um nível de hemoglobina próximo a 10 g/dL.
- Vasopressores: No tratamento do choque, quando a reposição inicial de volume não é suficiente para corrigir a hipotensão, é indicada a administração de dopamina ou noradrenalina. Caso seja necessário utilizar doses elevadas de noradrenalina (ampolas de 8mg/4mL, 05 ampolas em 180mL SG 5% EV BIC 10mL/h) para manter a pressão arterial, a adrenalina e a vasopressina (ampolas de 20U/1 mL, uma ampola em 200mL SG 5% EV BIC 12-24mL/h) podem ser consideradas alternativas. Em situações em que o choque não responde aos vasopressores, pode ser

avaliada a administração de hidrocortisona (01 ampola de 100 mg em 10mL de ABD EV 8/8 horas) em dose de estresse. Após restabelecer o volume sanguíneo e a pressão arterial, se o débito cardíaco ainda estiver insuficiente, é recomendada a infusão de um inotrópico, como a dobutamina (duas ampolas em 210mL SG 5% EV BIC 10mL/h).

Referências Bibliográficas:

1. De Backer D, Biston P, Devriendt J, Madl C, Chochrad D, Aldecoa C, et al. Comparison of dopamine and norepinephrine in the treatment of shock. In: N Engl J Med. 2010;362(9):779-89.
2. Annane D, Sebille V, Charpentier C, Bollaert PE, Francois B, Korach JM, et al. Effect of treatment with low doses of hydrocortisone and fludrocortisone on mortality in patients with septic shock. In: JAMA. 2002;288(7):862-71.
3. Dellinger RP, Levy MM, Rhodes A, Annane D, Gerlach H, Opal SM, et al. Surviving Sepsis Campaign: international guidelines for management of severe sepsis and septic shock, 2012. In: Intensive Care Med. 2013;39(2):165-228.
4. Keeley EC, Boura JA, Grines CL. Primary angioplasty versus intravenous thrombolytic therapy for acute myocardial infarction: a quantitative review of 23 randomised trials. In: Lancet. 2003;361(9351):13-20.
5. Ekbal NJ, Dyson A, Black C, Singer M. Monitoring tissue perfusion, oxygenation, and metabolism in critically ill patients. In: Chest. 2013;143(6):1799-808.

Acidente Vascular Cerebral

Leandro Fioravanti Figueiredo - *ISBN: 978-65-266-0489-2*

Acidente vascular cerebral (AVC) refere-se às deficiências neurológicas agudas que ocorrem devido à restrição ou cessação do fluxo sanguíneo para uma parte específica do cérebro. Isso pode acontecer por dois motivos: isquemia ou hemorragia.

Um acidente vascular cerebral isquêmico é o resultado de uma oclusão de um vaso que alimenta o cérebro por coágulo ou êmbolos. O mecanismo de oclusão é semelhante ao do infarto agudo do miocárdio. É responsável por 87% de todos os acidentes vasculares cerebrais.

Um acidente vascular cerebral hemorrágico é causado pela ruptura de um vaso no cérebro, causando sangramento no tecido circundante.

É importante distinguir os dois na avaliação precoce e no tratamento do AVC, pois o tratamento de um é prejudicial ou mesmo fatal em alguns casos para o outro tipo. O reconhecimento e diagnóstico precoce do AVC isquêmico versus hemorrágico são os objetivos dos primeiros momentos de apresentação do paciente.

O acidente vascular cerebral (AVC) é uma das principais causas de morte. Nos Estados Unidos, 795.000 pessoas por ano têm um AVC novo ou recorrente. O reconhecimento precoce do AVC isquêmico é importante porque o AVC nas primeiras horas após o início (3 a 4,5 horas) pode ser revertido com fibrinolíticos. A maioria das pessoas que sofre um AVC está em casa e apenas metade delas entra em contato com serviços de emergências (SAMU) para transporte ao hospital. Muitas vezes, os pacientes não reconhecem ou negam os sintomas do AVC por tanto tempo que não é mais possível receber fibrinolíticos quando finalmente procuram atendimento. Por essa razão, uma grande ênfase da neurologia é a educação leiga no reconhecimento dos sintomas do AVC. Do lado da saúde, muito tem sido feito para estabelecer centros de AVC em pequenos hospitais comunitários para permitir uma intervenção rápida para o AVC. A maioria deles é montada com conexões de telemedicina para neurologia em instalações terciárias maiores. Isso permite que o tratamento do AVC comece mais cedo após o início, para que o paciente possa ser transportado para um centro abrangente de AVC para cuidados contínuos.

No processo de avaliação e tratamento de um acidente vascular cerebral (AVC), várias etapas são fundamentais para garantir a melhor assistência ao paciente. A seguir, descrevemos as principais etapas e os respectivos tempos envolvidos:

1. Avaliação geral imediata: Nos primeiros 10 minutos, uma avaliação geral é realizada para identificar sinais vitais, estabilizar o paciente e obter informações iniciais sobre os sintomas.
2. Avaliação neurológica imediata: Em seguida, nos próximos 20 minutos, é feita uma avaliação neurológica detalhada para determinar a extensão do dano cerebral e identificar quaisquer déficits neurológicos.
3. Aquisição de TC de cabeça: Após a avaliação neurológica, é necessário realizar uma tomografia computadorizada (TC) de cabeça para visualizar a estrutura cerebral. Esse procedimento leva cerca de 20 minutos.
4. Interpretação da tomografia computadorizada: Uma vez adquirida a TC de cabeça, é necessário analisar e interpretar as imagens. Esse processo leva em torno de 45 minutos e permite identificar a presença de lesões isquêmicas ou hemorrágicas.
5. Administração de terapia fibrinolítica: Caso seja indicado o uso de terapia fibrinolítica, o tempo desde a chegada ao pronto-socorro é crucial. A administração desse medicamento deve ser feita dentro de 60 minutos após a chegada.
6. Administração de fibrinolítico desde o início dos sintomas: Em pacientes selecionados, a administração de fibrinolítico pode ser feita até 3 horas ou 4,5 horas desde o início dos sintomas, visando reverter o quadro isquêmico.
7. Administração de terapia endovascular: Em casos de oclusão dos grandes vasos, a terapia endovascular é uma

opção de tratamento. O tempo desde o início dos sintomas até essa intervenção pode ser de até 24 horas. Para outros tipos de AVC, esse tempo é de até 6 horas. No entanto, entre 6 e 24 horas, são necessárias imagens penumbrais elegíveis para determinar a elegibilidade do paciente para esse procedimento.

8. Internação em leito monitorado em unidade especializada em AVC: Após a estabilização inicial e as intervenções terapêuticas, o paciente deve ser internado em um leito monitorado em uma unidade especializada em AVC. Esse processo deve ocorrer dentro de 3 horas.
9. Transferência intra-instalações para terapia endovascular (porta a porta): Caso seja necessária a transferência do paciente para outra instalação onde a terapia endovascular seja realizada, esse processo deve ser concluído dentro de 60 minutos, garantindo uma transição rápida e segura.

Essas etapas e tempos são essenciais para garantir um atendimento adequado ao paciente com AVC, permitindo o diagnóstico precoce, o tratamento oportuno e a minimização dos danos cerebrais.

Sinais e Sintomas do AVC:

1. Confusão súbita: Uma repentina confusão mental pode indicar a ocorrência de um AVC. A pessoa afetada pode ter dificuldade em entender perguntas ou responder de forma clara. Esse sintoma deve ser levado a sério.
2. Fraqueza súbita ou dormência no rosto, braço ou perna, geralmente em um lado do corpo: A fraqueza ou dormência repentina, especialmente em um lado do corpo, é um sintoma característico do AVC. Pode afetar o rosto, braço ou perna e ser assimétrico. Dificuldade em mover ou controlar essas áreas pode indicar interrupção do fluxo sanguíneo no cérebro.
3. Dificuldade para falar ou entender: Dificuldades na fala ou na compreensão da fala são sinais de comprometimento neurológico significativo. A pessoa pode ter dificuldade em articular palavras corretamente, formar frases

coerentes ou compreender o que está sendo dito. Esse sintoma requer atenção imediata.

4. Dificuldade súbita de visão: A perda repentina da visão, parcial ou total, em um ou ambos os olhos, pode ser um sintoma de AVC. A pessoa pode experimentar visão embaçada, visão dupla ou cegueira em um campo de visão específico. Esse sintoma indica comprometimento do suprimento sanguíneo na região cerebral responsável pela visão.
5. Mudança súbita na marcha: Uma alteração repentina na marcha, como dificuldade em caminhar, perda de equilíbrio ou instabilidade ao andar, pode indicar AVC. A pessoa pode parecer desajeitada, ter dificuldade em coordenar os movimentos ou apresentar marcha desequilibrada. Essa mudança na marcha é resultado da disfunção neurológica causada pelo AVC.
6. Tonturas ou perda de equilíbrio ou coordenação: Tonturas intensas, sensação de vertigem ou perda repentina de equilíbrio e coordenação são sintomas comuns de AVC. A pessoa afetada pode ter dificuldade em se manter em pé, sentir-se instável ao realizar movimentos simples ou ter uma sensação de rotação do ambiente. Esses sintomas refletem a interferência do fluxo sanguíneo cerebral adequado.
7. Dor de cabeça intensa (muitas vezes descrita como a pior na vida do paciente) sem causa conhecida: Uma dor de cabeça severa, sem uma causa conhecida e frequentemente descrita como a pior já sentida pelo paciente, pode estar relacionada a um AVC. É importante considerar esse sintoma, especialmente quando ocorre junto com outros sinais de alerta.

Escala pré hospitalar de Cincinnati:

1. Queda facial: Neste teste, o paciente é solicitado a mostrar os dentes ou dar um "grande sorriso". Os resultados são observados para determinar se há movimento igual em ambos os lados do rosto.

- Resultado normal: Ambos os lados da face se movem igualmente.
- Resultado anormal: Um lado da face não se move tão bem quanto o outro.

2. Desvio de braço: Neste teste, o paciente é instruído a fechar os olhos e estender os dois braços para fora, com as palmas das mãos voltadas para cima, por 10 segundos. Os resultados são analisados para verificar se há igual movimentação em ambos os braços.

- Resultado normal: Ambos os braços se movem da mesma maneira (ou ambos não se movem).
- Resultado anormal: Um braço não se move ou se afasta em comparação com o outro.

3. Fala anormal: Neste teste, o paciente é solicitado a dizer a frase "você não pode ensinar novos truques a um cão velho". A fala é observada e analisada quanto à sua correção e fluência.

- Resultado normal: O paciente utiliza as palavras corretas, sem arrastamento.
- Resultado anormal: O paciente distorce palavras, usa palavras erradas ou é incapaz de falar.

Uma parte especialmente importante da avaliação do AVC é o estabelecimento do "último bem conhecido". Isso determinará a possibilidade de terapia fibrinolítica no departamento de emergência. Isso estabelece o início do relógio para o tratamento. Por exemplo, se o paciente acorda do sono com sintomas, o último bem conhecido é o horário em que o paciente foi dormir ou foi visto normal pela última vez. É a última vez que o paciente foi visto como normal.

Descartar imitações de AVC: A imitação mais comum do AVC é a hipoglicemia. A glicemia deve ser verificada e a hipoglicemia corrigida antes do diagnóstico de AVC. Outros miméticos incluem pós-convulsão, intoxicação, ITU com sepse causando alteração do nível de consciência e muitos outros.

Imediatamente após a chegada ao pronto-socorro, o objetivo passa a ser um diagnóstico rápido e preciso, com terapia fibrinolítica iniciada dentro de 3 horas do início dos sintomas (4,5 horas em certos pacientes bem triados). Caso o paciente seja transportado via SAMU, a Equipe de AVC deve ser notificada e aguardar a chegada do paciente. Dentro de 10 minutos após a chegada, o paciente deve ser visto e avaliado por um médico.

- Devemos avaliar os sinais vitais, e estabelecer o último bem conhecido para definição do tempo.
- Oxigenoterapia, se o paciente estiver com falta de ar ou se a saturação de oxigênio estiver inferior a 90% no ar ambiente.
- Estabelecer acesso IV e coletar amostras de sangue para hemograma, estudos de coagulação e glicemia. (Isso não deve atrasar o movimento do paciente para o tomógrafo).
- Corrigir anormalidades na glicemia.
- Solicitar e obter uma tomografia computadorizada do cérebro sem contraste para determinar a presença de acidente vascular cerebral hemorrágico.
- Realizar uma avaliação neurológica usando a NIH Stroke Scale (NIHSS).
- Obter um ECG de 12 derivações para identificar arritmias que podem ser a causa de acidente vascular cerebral embólico, como fibrilação atrial.
- Se a TC revelar hemorragia, o paciente não pode receber fibrinolíticos e requer consulta com um neurocirurgião.

Terapia com fibrinolíticos: Alteplase: ampolas com 50mg para diluir em 50mL ABD, administrar 0,9mg/kg (máximo de 90mg), na velocidade de 10% da dose em 3 minutos e o restante e 1 hora. Exemplo: Paciente de 70kg: Administrar 6,3 mL da solução (1 mg/mL) em 3 minutos e o restante, 56,7mL em 01 hora.

CRITÉRIOS DE INCLUSÃO:

1. Diagnóstico de acidente vascular cerebral isquêmico causando déficit neurológico mensurável.

2. O início dos sintomas < 3 horas antes do início do tratamento (4,5 horas em alguns pacientes de baixo risco de sangramento conforme avaliação da neurologia).
3. Idade > 18 anos.

CRITÉRIOS DE EXCLUSÃO:

1. Traumatismo cranioencefálico significativo ou acidente vascular cerebral prévio nos últimos 3 meses.
2. Sintomas sugerem hemorragia subaracnóidea.
3. Punção arterial em local não compressível nos últimos 7 dias.
4. História de hemorragia intracraniana prévia.
5. Neoplasia intracraniana, malformação arteriovenosa ou aneurisma.
6. Cirurgia intracraniana ou intraespinhal recente.
7. Pressão arterial elevada que não pode ser controlada com medicação (sistólica > 185 mmHg ou diastólica > 110 mmHg).
8. Hemorragia interna ativa.
9. Diátese hemorrágica aguda, incluindo, mas não limitado a:

- Contagem de plaquetas <100.000/mm^3.
- Heparina recebida em até 48 horas, resultando em TTPa maior que o limite superior da normalidade.
- Uso atual de anticoagulante com INR >1,7 ou TP >15 segundos.
- Uso atual de inibidores diretos da trombina ou inibidores diretos do fator Xa com testes laboratoriais sensíveis elevados (como TTPa, INR, contagem de plaquetas e ECT ou ensaio(s) apropriado(s) de atividade do fator Xa).

10. Concentração de glicose no sangue <50 mg/dL (2,7 mmol/L).
11. TC demonstra infarto multilobar (hipodensidade > 1/3 hemisfério cerebral).

Estudos recentes têm sugerido que todos os pacientes elegíveis para o tratamento endovascular do AVC devem ser considerados para o mesmo, além do fibrinolítico. Por essa razão, pacientes em tratamento em hospitais periféricos para AVC isquêmico devem ser considerados para transporte rápido para centros abrangentes de AVC que oferecem tratamento endovascular para AVC.

Referências bibliográficas:

1. Jauch EC, Saver JL, Adams HP, Bruno A, Demaerschalk BM, Khatri P, et al. Guidelines for the early management of patients with acute ischemic stroke: a guideline for healthcare professionals from the American Heart Association/American Stroke Association. Stroke. 2013;44(3):870-947.
2. Spence JD, Barnett HJM. Acidente vascular cerebral: prevenção, tratamento e reabilitação. Porto Alegre: AMGH; 2013.
3. Grunwald IQ, Wakhloo AK, Walter S, Molyneux AJ, Byrne JV, Nagel S, et al. Endovascular stroke treatment today. AJNR American Journal of Neuroradiology. 2011;32(2):238-43.
4. Nasi LA, organizador. Rotinas em unidade vascular. Porto Alegre: Artmed; 2012.

Medicamentos mais utilizados em ambiente de UTI cardiológica

Leandro Fioravanti Figueiredo - *ISBN: 978-65-266-0489-2*

- 01mL tem 20 gotas e 01 gotas 03 microgotas;
- 30gotas/min = 90mL/h
- FIO2: número de litros oferecido x 4 + 20
- Cálculo de gasto energético: 25-30kcal/peso atual em kg
- Dieta enteral: Fresubin HP Energy Dieta enteral líquida, polimérica, nutricionalmente completa, hipercalórica (1,5 Kcal/ml) e hiperproteica
- Fresubin normal 1.0kcal/mL
- Fresubin soya fibre 1.2kcal/min

Drogas com a letra A:

1. Aciclovir: Nucleosídeo análogo da purina, sintético, com atividade inibitória in vitro e in vivo contra os vírus do herpes humano, incluindo o vírus do Herpes simplex, tipos 1 e 2, o vírus Varicella zoster, vírus Epstein-Barr e Citomegalovírus. Dose (ampolas de 250 mg, reconstituir em 10 mL ABD e diluir para 100 mL SF a 33 mL/h) 250 mg + SF 100 mL, EV, 8/8h.
2. Adrenalina (A adrenalina ou epinefrina é um hormônio simpaticomimético e neurotransmissor responsável por preparar o organismo para situações de estresse): 10 amp + 90 mL SF BIC ACM; para pacientes de 70kg na dose de 0,1mcg/kg/min = 04 mL/h. Doses de 01 mg EV bolus ACM em ritmos de PCR.
3. Albumina humana 20% 50mL EV 8/8h; 6/6h
4. Alteplase ampolas de 50 mg com 50 mL de diluente (Alteplase é um fármaco utilizado pela medicina como trombolítico, sendo um ativador do plasminogênio tissular): 15mg em 2 min; 50mg em 30min; 35mg em 01 hora.
5. Amicacina: antibiótico da classe dos aminoglicosídeos. Tem maior atuação sobre bactérias gram-negativas e é

bactericida. Pode produzir oto e nefrotoxicidade (15mg/kg/dia em 8/8h, 12/12h, ou 24/24h; dose máx. 1,5g/dia; ampolas de 500mg/02mL; não é necessário reconstituir; diluir para 100mL SF; correr a 33mL/h; quando ClCr < 10 - 7,5mg/kg 48/48h) 01 grama EV+100mL SF 24/24h.

6. Amiodarona: fármaco do grupo dos antiarrítmicos da classe III de amplo espectro e um potente vasodilatador. Prolonga o intervalo QRS no eletrocardiograma, prolongando o potencial de ação e diminuindo a frequência cardíaca (150mg/amp/3mL); Ataq.: 02 amp+100mL SGI 5% EV 01h; Manut.: 06 amp+230mL SGI 5% 10-15mL/h; Amiodarona 200mg 6/6 horas.
7. Aminofilina: broncodilatador, que deriva-se do teofilinato de etilenodiamina. Ele aumenta o AMP cíclico intracelular e inibe a fosfodiesterase. 24mg/mL amp 10mL, 04 amp+210mL SF BIC 10mL/h; ou 01 amp de 10mL + 240mL SF ACM.
8. Amitriptilina: antidepressivo tricíclico utilizado para tratar várias condições que afetam o SNC. Entre elas estão principalmente a depressão e problemas de ansiedade, mas também a enurese. 25mg 02comp. VO à noite.
9. Amoxacilina + Clavulanato: antibiótico tipo Penicilinas Orais de Amplo Espectro que possui a propriedade de atuar contra microrganismos gram-positivos e gram-negativos, produtores ou não de betalactamases. (ampolas de 1g + 200mg; reconstituir em 20mL de ABD 12/12h.
10. Ampicilina: antibiótico beta-lactâmico semissintético, obtido a partir do ácido 6-aminopenicilânico, utilizado para combater infecções do trato urinário, respiratório, digestivo, biliar e infecções da boca (ampolas com 500mg ou 01grama; reconstituir em 02mL ABD e diluir 100mL SF EV 10min.; 6/6 horas; Ampicilina 1000mg 01 frasco EV 6/6h.
11. Ampicilina + Sulbactam: antibacteriano (ampicilina) + inibidor de betalactamase (sulbactam) [sulbactam sódico (inibidor de betalactamase) + ampicilina sódica

(aminopenicilina) (betalactâmico)]. Usado para sinusite; otite média; epiglotite; pneumonia bacteriana; infecção do trato urinário; pielonefrite; peritonite; colecistite; endometrite; celulite pélvica; septicemia bacteriana; infecção da pele e dos tecidos moles; infecção óssea; infecção articular; infecção gonocócica. 1g + 0,5g, 02 unidades EV 6/6 horas.

12. Amplictil (clorpromazina, que é um medicamento que age no sistema nervoso central controlando os mais variados tipos de excitação. É, portanto, de grande valor no tratamento das perturbações mentais e emocionais) 4% gotas 20mL, 05gts VO 8/8h (p/ soluço); ou 25mg 05mL + 100mL SF; Amplictil (sedação enteral): 100mg 12/12h.
13. Anfotericina B (antifúngico da classe dos polienos produzido por cultura de actinomicetos Streptomyces nodosus. É indicado para o tratamento de candidíase invasiva grave) 50mg+500mL SG 5% EV 125mL/h 24/24h;
14. Anlodipino (bloqueadores dos canais de cálcio, classe das dihidropiridinas. É usado como vasodilatador coronário e hipotensor): dose normal de 05mg/dia; dose de UTI de 10mg 12/12h.
15. ANTUX (Levodropropizina: fármaco antitussígeno. Sua potência é similar a codeína, mas não possui efeitos centrais. Trata-se de um isômero da dropropizina de ação periférica nos receptores tussígenos laringobronquiais. O medicamento é indicado em casos de tosse seca): 30mg/05mL - Xarope com 120mL; 10mL 8/8h para tosse.
16. Aramin (metaraminol: amina simpaticomimética utilizada na prevenção e tratamento da hipotensão arterial, particularmente em casos de complicações relacionadas à anestesia. Atua principalmente como agonista do receptor adrenérgico alfa 1A, exercendo menor ação agonista sobre o receptor adrenérgico beta) 10mg/01mL, diluir em 09mL ABD, fazer 02 a 10mg para aumentar PA. Esperar 10 minutos para ver o resultado.

17. Artrodar (diacereína: medicamento indicado para o tratamento da osteoartrite, que são casos de artrose e afecções articulares do tipo degenerativo) 50mg: 01cp VO em casos de dor crônica.
18. Atracúrio (bloqueador neuromuscular. Em cirurgias utiliza-se como complemento de anestesia e facilitador da intubação endotraqueal, pois promove o relaxamento muscular durante atos cirúrgicos ou ventilação mecânica): 50mg, 05amp + 225mL SF BIC ACM.
19. Atrovent – aerossol (brometo de ipratrópio, é um tipo de medicamento anticolinérgico que abre as vias aéreas. É usado para tratar os sintomas da doença pulmonar obstrutiva crônica e asma. É usado por inalador ou nebulizador): 04puffs inalatórios de 4/4h; (serve como broncodilatador no tratamento de manutenção do broncoespasmo).
20. ATB ENDOCARDITE: Ampicilina 1g 4/4h + Oxacilina 500mg 4/4h + Gentamicina 240mg (03 ampolas) 24/24h, 28 dias.
21. ATB esquema tríplice para foco abdominal: ROCEFIN 01g 12/12h + Ampicilina 01g 12/12h + Metronidazol 500mg 6/6h - 10 dias.
22. Ácido fólico* 05mg VO 12h; (deficiência desta vitamina resulta no prejuízo da síntese de DNA em qualquer célula onde esteja ocorrendo replicação e divisão cromossômica; indicado para o fechamento do tubo neural como profilaxia em mulheres que desejam engravidar; O sinal precoce desta deficiência é a anemia megaloblástica; a ingestão diária recomendada é de 400-600microgramas).
23. Ácido folínico (O ácido folínico é o derivado 5-formil do ácido tetraidrofólico (THF), a forma ativa do ácido fólico. O ácido folínico participa como cofator em muitas reações metabólicas, incluindo a síntese de purina e pirimidina e a conversão de aminoácidos): 15mg 01cp SNE 12/12h.
24. Ácido valpróico (O valproato e suas formas ácido valpróico, valproato de sódio e valproato semissódico são medicamentos usados principalmente para o tratamento

de epilepsia e transtorno bipolar e para a prevenção de enxaquecas): 250mg 02cp SNE 8/8h.

25. Água filtrada por SNE 100mL 4/4h ou 200mL 6/6h; Se Na abaixo de 150, 200mL água 6/6h; se Na acima de 150, 200mL água 4/4h.

Drogas com a letra B:

1. Baclofeno (relaxante muscular de ação central usado para tratar espasmos, soluços persistentes e neuralgias. É um derivado do GABA): 10mg 01cp SNE 8/8h.
2. Bactrim (antibiótico composto por dois agentes antimicrobianos, o sulfametoxazol e a trimetoprima, que atuam em sinergia contra uma ampla variedade de bactérias. As substâncias sulfametoxazol e trimetoprima agem sequencialmente bloqueando enzimas responsáveis pela produção de ácido fólico pelas bactérias. O ácido fólico é uma das substâncias necessárias para a síntese e reparação do DNA) 400mg 05mL+250mL ou 500mL de SG5% EV 6/6h.
3. Bicarbonato de sódio (8,4%): peso x BE x 0,3 / 2 = número em mEq a infundir. 01 ampola 10mL SNE 8/8h; Um grama de bicarbonato de sódio fornece 12 mEq de bicarbonato e em soluções a 8,4% tem-se 1 mEq/ mL.
4. Bricanyl (A terbutalina é um fármaco do grupo dos agonistas dos receptores adrenérgicos β2, com ações broncodilatadoras. É indicado no tratamento a curto prazo da asma e de obstruções pulmonares como o enfisema e a bronquite crônica) 0,5mg 01mL SC 1/2amp 8/8h; (Agonista adrenérgico que estimula predominantemente os receptores beta-2, produzindo relaxamento da musculatura lisa dos brônquios).
5. Bromoprida (antiemético e regulador da motricidade gastroduodenal que estimula o peristaltismo gástrico, promovendo ativamente o esvaziamento do estômago) 10mg (10mL ou 01 comp.) 6/6h.

Drogas com a letra C:

1. Captopril (fármaco do tipo iECA, inibidor da enzima conversora da angiotensina I. Sua principal indicação é para tratamento de hipertensão arterial e alguns casos de insuficiência cardíaca): 25-50mg VO 8/8h.
2. Carvedilol (betabloqueador não seletivo utilizado principalmente no tratamento da insuficiência cardíaca e hipertensão arterial): 3,125-12,5mg 01 comp. VO 12/12h; (propriedade betabloqueadora não seletiva, alfa bloqueadora; reduz a resistência vascular periférica por vasodilatação mediada pelo bloqueio alfa1 e suprime o sistema renina-angiotensina-aldosterona devido ao bloqueio beta).
3. Cedilanide (O deslanósido é um dos glicosídeos naturais da Digitalis lanata; aumenta a contratilidade cardíaca, diminui a frequência cardíaca, pela prolongação do período refratário do nódulo AV, e alivia a sintomatologia clínica da ICC): 0,4mg/2mL 01 amp EV 12/12h.
4. Cefalotina (antibiótico do grupo das cefalosporinas da primeira geração. Possui ação bactericida e atua através da inibição da síntese da parede celular bacteriana): 2g EV 4/4h.
5. Cefazolina (A Cefazolina é um antibiótico do grupo das Cefalosporinas da primeira geração, mais conhecido como Kefazol): Ampolas com 01g; reconstituir em 10mL de ABD e diluir em 100mL SF, EV lento - 01g EV 6/6h.
6. Cefepime: (ampola com 01g, reconstituir em 10mL ABD, diluir em 100mL SF 33mL/h); 01 grama EV+100mL SF de 8/8h em BIC a 33mL/h; (cefalosporina; primeira escolha na sepse em geral com ou sem associação de gentamicina; infecções do trato respiratório inferior, incluindo pneumonia e bronquite; infecções complicadas do trato urinário, incluindo pielonefrite; infecções não complicadas do trato urinário; infecções da pele e estruturas cutâneas; infecções intra-abdominais, incluindo peritonite e infecções do trato biliar; infecções ginecológicas; septicemia e tratamento específico em pacientes que apresentam neutropenia febril).

7. Ceftazidima: (antibiótico betalactâmico do grupo das Cefalosporinas de 3ª. geração usados exclusivamente por via parenteral. As cefalosporinas de 3ª. geração têm um espectro de ação muito mais amplo para gram negativas do que as cefalosporinas da 1ª e 2ª geração, mas não são melhores para tratar gram positivas. Ampola de 01g, reconstituir em 10mL ABD, diluir em 100mL 33mL/h); 8/8h.
8. Ceftriaxona: (ampola 01g, reconstituir em 10mL ABD, diluir em 100mL SF EM 30min) 01 grama EV+10mL ABD 12/12h; ou 02g + 40mL SF correr em 30min.; (cefalosporina; ativa contra um amplo espectro de micro-organismos Gram-positivos e Gram-negativos; ativa contra infecções do trato pulmonar e urinário, além de SNC).
9. Cetamina (A cetamina ou quetamina, vendida sob a denominação comercial Ketalar, Cetamin, entre outros, é uma medicação utilizada principalmente para induzir e manter a anestesia. A substância induz um estado de transe, proporcionando alívio da dor, sedação e perda de memória. 50 mg/mL cada ampola tem 10 mL): 10 mL+240 mL SG 5% EV BIC 10-15 mL/h.
10. Ciprofloxacino: 400mg EV 12/12h; correr em 01h (quinolonas; para tratamento da osteomielite por pseudomonas junto da gentamicina; cistite, pielonefrite, prostatite; enterite; diverticulite junto do metronidazol; impede a reprodução dos microrganismos por meio do bloqueio da proteína bacteriana chamada DNA girase; infecções trato urinário e respiratório inferior; pele, ossos e articulações).
11. Claritromicina: (ampola 500mg, reconstituir em 10mL ABD, diluir em 250mL SF correr em 01h) 500mg VO 12/12h; ou diluir 500mg pó em 10mL ABD + 250mL SF correr em 60min.; (macrolídeos; exerce sua função antibacteriana através da sua ligação às subunidades ribossômicas 50S, suprimindo a síntese proteica; gram. positivos e negativos aeróbios e anaeróbios).

12. Clavulin: 500/125mg 01 ampola/01 comp. VO 8/8h; (penicilinas; gram. positivas e negativas; aeróbios e anaeróbios; amoxicilina é um antibiótico semissintético de amplo espectro de ação antibacteriana contra muitos microrganismos gram-positivos e gram-negativos; a presença do ácido clavulânico em CLAVULIN BD protege a amoxicilina da degradação pelas enzimas beta-lactamases; pra exacerbação de bronquite; faringite; sinusite; otite média; mastite; pé diabético).
13. Clobazam (é um ansiolítico e anticonvulsivante pertencente ao grupo dos benzodiazepínicos): 10mg 01cp VO 12/12h.
14. Clonidina (agonista adrenérgico de ação direta do receptor adrenérgico α2, prescrito historicamente como agente anti-hipertensivo): (150mcg/mL): 10mL+240mL SF BIC 10-20mL/h; Clonidina 0,2mg 01cp ou 01 ampola EV ou IM 12/12h; Clonidina 150mcg, 01 ampola EV; pode diluir em 100mL SF e correr em 01 hora.
15. Cloreto de sódio a 3%: NaCL 10% 100mL + SF 0,9% 300mL EV BIC ACM; 50mL/h.
16. Cloreto de sódio 0,45: 1000mL ABD + NaCL 10% 45mL EV BIC ACM.
17. Colchicina é destinada ao tratamento das crises agudas de gota e na prevenção das crises agudas nos pacientes com artrite gotosa, pode ser utilizada no tratamento da pericardite: (0,6 mg 2 a 8 cp/dia).
18. Coquetel HIV: Lamivudina (3TC) 300mg/dia; Tenofovir (TDF) 300mg/dia; Efavirenz (EFZ) 600mg/dia.
19. Comp. B (As vitaminas do complexo B desempenham diversas funções no organismo: ajudam na concentração e memória, melhoram a saúde da pele, unhas e cabelos e auxiliam no metabolismo de açúcares, proteínas e gorduras): 01 comp. VO 24/24h.
20. Cálcio (glucanato de) 10%: Ataque: 01 ampola + SF 50mL EV 20min; Manutenção: 10 ampolas + SF 1000mL EV 50mL/h até cálcio iônico maior que 4,4mg/dL ou 1,10mmol/L.

Drogas com a letra D:

1. Desmopressina (fármaco sintético que é análogo da vasopressina que reduz a produção de urina. Pode ser administrada por via nasal, por via intravenosa ou na forma de comprimido de uso oral ou sublingual. A indicação médica mais utilizada é no tratamento da diabetes insipidus, da enurese ou da noctúria): (0,3 mcg/kg, diluída em 50 mL de solução salina e infundida em 30 minutos). Ampolas de 4 mcg/mL. Outra dose padrão - 01 ampola + 100 mL SF em 30min 8/8h.
2. Dexmedetomidina: (Precedex é uma droga inovadora no que diz respeito à sedação e analgesia. Destacam-se como qualidades principais da droga um rápido início de ação e a capacidade de permitir rápida titulação, podendo deste modo variar a profundidade da sedação e da analgesia) 100mcg/mL, ampola com 02 mL; diluir 02 ampolas em 96 mL SF EV BIC 05mL/h.
3. Diazepam é um medicamento da classe dos benzodiazepínicos conhecido principalmente por proporcionar um efeito calmante. Ele costuma ser utilizado no tratamento de diferentes condições de saúde, mas principalmente para ansiedade, espasmos musculares e convulsões (estado de mal): 0,1 mg/kg; • 5-10 mg em bolus IV (1/2 a 1 ampola IV); 10 mg 01 comp. à noite.
4. Digoxina: 0,25 mg 1/2comp. VO 12h; (a digoxina aumenta a contratilidade do miocárdio por atividade direta; é indicado no tratamento da insuficiência cardíaca congestiva onde o problema dominante é a disfunção sistólica).
5. Dimorf é um analgésico sistêmico, usado para o alívio da dor que não responde a nenhum outro analgésico narcótico sistêmico: 10 mg/mL 01amp. + 09 mL ABD, fazer 03 mL da solução EV ACM.
6. Diltiazem é um fármaco que pertence ao grupo das benzotiazepinas, um tipo de bloqueadores dos canais de cálcio. Sua ação dá-se ao nível dos canais lentos de cálcio

das membranas celulares miocárdicas e da musculatura lisa dos vasos: 60 mg VO 8/8h.

7. Dobutamina é um fármaco simpaticomimético desenvolvido nos anos 70 que era usado para tratar a insuficiência cardíaca congestiva e o choque cardiogênico. Aumenta a força de contração e facilita a passagem do impulso elétrico pelo coração: 02 amp+210 mL SF (2mg/mL) em BIC a 10mL/h; converter ml/h em mcg/kg/mim: dividir mL/h por 3% do peso do paciente. Dobutamina: 01 amp+230 mL SF (1mg/mL); quando for uma ampola, dividir por 6% do peso do paciente.
8. Domperidona: 10mg/comp. ou sol. 01mg/mL 01 comp. ou 10mL VO 8/8h (antagonista da dopamina com propriedades antieméticas; os efeitos extrapiramidais são muito raros, mas a domperidona estimula a liberação de prolactina a partir da hipófise. Efeito periférico (gastrocinético) com o antagonismo dos receptores dopaminérgicos na zona quimiorreceptora de gatilho, que fica fora da barreira hematoencefálica).
9. Dormonid – Midazolam é um medicamento da classe dos benzodiazepínicos. Seu principal mecanismo de ação é nos receptores gabarérgicos aumentando a permeabilidade neuronal aos íons cloretos, colocando a célula em um estado de hiperpolarização: 50 mg/10 mL 04 amp. + 160 mL SF BIC ACM.
10. Dexametasona é um glicocorticoide sintético usado principalmente por seus potentes efeitos anti-inflamatórios: 4 mg EV 6/6h para casos de TU SNC. Dexametasona: diminui o edema cerebral associado a tumores. Não tem benefício no edema associado ao AVC; dose de ataque: 10 a 20 mg, VO ou IV. Manutenção: 4 a 6 mg, IV ou VO, 6/6h.
11. Dopamina é uma catecolamina que ocorre naturalmente, é um agente vasopressor inotrópico, utilizada em situações de choque, hipotensão: 50 mg, 05 amp + 200 mL SF EV BIC ACM; 10 amp + 150 mL (dose concentrada).

12. Duovent N - contém duas substâncias ativas combinadas, brometo de ipratrópio e bromidrato de fenoterol, que são dilatadoras dos brônquios (canais que conduzem o ar). Eles atuam de forma diferente na musculatura das vias respiratórias, fazendo com que se relaxem: 20/50 mcg 08 puffs 4/4h.
13. Dextrocetamina - é indicado como agente anestésico único para procedimentos cirúrgicos e diagnósticos que não necessitem de relaxamento muscular esquelético: 50mg/mL - 02mL; Diluir 05 ampolas em 240mL SF EV BIC 5-10mL/h.

Drogas com a letra E:

1. EFEDRIN: (No tratamento ou prevenção da hipotensão arterial associada à anestesia intratecal, epidural e anestesia geral; No tratamento do choque – situação clínica de queda abrupta e grave da pressão arterial e que não responde com o tratamento com reposição de fluidos administrados na veia): 50 mg - 1/2 (25 mg) ampola ou 01 ampola 50 mg + 09 mL ABD EV Lento.
2. Espironolactona é um diurético poupador de potássio que impede que o organismo absorva muito sal e previne que os níveis de potássio fiquem muito baixos: 25 mg 01 a 02 comp. VO pela manhã.
3. Esmeron (Rocurônio ou Brometo de rocurônio é um relaxante muscular não-despolarizante de duração intermédia e rápido início de ação. Usado em cirurgias geral e procedimentos de emergência): 10 mg/mL 01 amp EV 8/8h.
4. Esquema de soro padrão: SG 5% 1000mL + NACL 10% 50mL + KCL 10% 20mL.

Drogas com a letra F:

1. Fenitoína HIDANTAL: é um fármaco do grupo dos antiepilépticos, que é usado no tratamento e prevenção de convulsões, como na epilepsia (estado de mal): 15 mg/kg em 30 min; 20 mL (04 amp)+SF 100mL BIC 200mL/h.

2. Fenobarbital é uma substância barbitúrica usada como medicamento anticonvulsivante, hipnótico e sedativo (50 mg/ampola); ataque 200 mg EV e manutenção de 05 mg/kg/dia.
3. Fentanil é um analgésico narcótico que se caracteriza pelas seguintes propriedades: rápida ação, curta duração e elevada potência (100 vezes maior do que a da morfina) - (50 mcg/mL): 04 amp+160 mL SF em BIC a 10-15 mL/h.
4. Fluconazol é um fármaco utilizado como antimicótico, pertencente a classe dos antifúngicos triazólicos. Pode ser administrado pela via oral, tópica e intravenosa, é um potente inibidor da síntese de esterol dos organismos suscetíveis - 200mg 01 frasco+100 mL SF 12/12h; ou 150mg VO as 20h.
5. Fluimucil é um medicamento expectorante indicado para o tratamento de afecções respiratórias caracterizadas por hipersecreção densa e viscosa (600mg+água filtrada 100mL) 8/8h ou Fluimucil 600mg/envelope + 100mL água filtrada VO 12/12h.
6. Fludrocortisona é um corticosteroide utilizado para tratar a síndrome adrenogenital, hipotensão postural e insuficiência adrenal. Na insuficiência adrenal, geralmente é tomado em conjunto com hidrocortisona.: 0,1mg ao dia VO.
7. Fósforo: Repor quando menor que 2,0: 01 ampola de 10 mL tem 10 mMoL; deve-se repor 0,08 a 0,16 mMoL/kg. Diluir 01 ampola em 100 mL correr em 03h.
8. Furosemida, lasix é um medicamento com potente ação diurética (diurético de alça), muito utilizado no tratamento das doenças que provocam retenção de líquidos e edemas, como a insuficiência cardíaca, cirrose, síndrome nefrótica (10 mg/mL): 10 amp + 180 mL SF (01 mg/mL). Furosemida 10amp+20 mL ABD (05 mg/mL).

Drogas com a letra G:

1. Gentamicina é um antibiótico do grupo dos aminoglicosídeos usado no tratamento de diversas infeções bacterianas. É indicada para o tratamento de infeções dos ossos, endocardite, doença inflamatória pélvica, meningite, pneumonia, infeções do trato urinário e sepse: 240 mg+100 mL SF ou 250mL SF 24/24h.
2. Glucagon (Glucagen) agente hiperglicemiante que mobiliza o glicogênio hepático para liberação na corrente sanguínea como glicose: Hipoglicemia refratária ou antagonista de intoxicação por betabloqueadores; 01 mg/01 mL; Dose 01mg SC ou IM.
3. Gluconato de cálcio para PO de paratireoidectimia: Ataque: gluconato de cálcio 01 ampola + 5 0mL SF EV 20 min.; Manutenção: 10 amp + 1000 mL SF EV 50 mL/h. Manter o Cálcio iônico maior que 4,4 mg/dL ou 1,10 mmol/L. Se menor iniciar solução manutenção a 50 mL/h.

Drogas com a letra H:

1. Haldol (é indicado para o alívio de transtornos do pensamento, de afeto e do comportamento como: - acreditar em ideias que não correspondem à realidade (delírios); - ouvir ou ver ou sentir coisa que não está presente (alucinações); - confusão; - agitação psicomotora): 5mg 01 ampola (8/8h) EV ACM; ou de 6/6h; 20 amp + 80 mL SGI 5% BIC ACM; Haldol gotas 2 mg/mL, 10gts 8/8h.
2. Heparina é um anticoagulante de uso injetável, que possui a finalidade de impedir ou prevenir a formação de trombos e coágulos dentro da corrente sanguínea: 05 mL+24 5mL EV em BIC a 10 mL/h; Heparina para PIA (0,2 mL + 250 mL SF).
3. Hidantal (fenitoína: Crises convulsivas, crises tônico-clônicas, convulsões motoras que podem se repetir, generalizadas e crise parcial complexa, estado parado seguido de movimentos mastigatórios e fora de controle,

lobo psicomotor e temporal: 50 mg/mL: 02 mL + 18 mL ABD EV 8/8h; comp. de 100mg SNE 8/8h.

4. Hidralazina exerce seu efeito vasodilatador periférico através de uma ação relaxante direta sobre a musculatura lisa dos vasos de resistência, predominantemente nas arteríolas (20mg/ampola) 01 amp + 19 mL ABD, 05mL EV avaliar 20/20 minutos. Comprimidos de 25mg VO 8/8h.
5. Hidrocortisona deprime a formação, liberação e atividade de mediadores endógenos da inflamação (prostaglandinas, cininas, histamina e enzimas). Modifica também a resposta imunológica; 100 mg, 01 frasco + 100mL SG 5% EV 8/8h.

Drogas com a letra I:

1. Ibuprofeno é um medicamento indicado para redução da febre e para o alívio de dores, tais como: dores decorrentes de gripes e resfriados, dor de garganta, dor de cabeça, dor de dente, dor nas costas, cólicas menstruais e dores musculares.: 400 - 600mg 01comp. VO 6/6h.
2. Imipenem e cilastatina é indicado para o tratamento de infecções mistas causadas por cepas suscetíveis de bactérias Gram-positivas e Gram-negativas, aeróbicas e anaeróbicas, resistentes às cefalosporinas, incluindo cefazolina, cefoperazona, cefalotina, cefoxitina, cefotaxima, moxalactam, cefamandol, ceftazidima e ceftriaxona. De forma semelhante, muitas infecções causadas por organismos resistentes aos aminoglicosídeos (gentamicina, amicacina, tobramicina) e/ou penicilinas (ampicilina, carbenicilina, penicilina-G, ticarcilina, piperacilina, azlocilina e mezlocilina) respondem ao tratamento com imipenem e cilastatina: 500mg EV 6/6h ou 01g 8/8h; ou 01grama 6/6h.
3. Imipramina: (antidepressivo, pertence ao grupo de medicamentos conhecidos como antidepressivos tricíclicos, que são usados para tratar depressão e distúrbios do humor. Estados de pânico, dores crônicas e

incontinência urinária noturna em crianças acima de 5 anos de idade são outras condições psicológicas que podem ser tratadas): 25mg 12/12h.

4. Insulina: Em esquema de BIC - 100UI (01mL) + 100mL (01UI/mL) a 0,14UI/kg/h; 70kg = 10mL/h. Em bolus EV conforme glicemia capilar: 151-200: 02U; 201-250: 04U; 251-300: 06U; 301-350: 08U; 351-400: 10U.
5. Isordil 5-20mg VO 12/12h.

Drogas com a letra L:

1. Lidocaína 1% (anestésico local pode também causar estimulação e/ou depressão do Sistema Nervoso Central. Pode haver excitabilidade ou depressão da condução cardíaca e também vasodilatação periférica): 25 mL+225 mL SG 5% EV BIC 10 mL/h;
2. Lidocaína 2%: Dividir o peso em kg por 20 vai te dar o número da solução em mL para bolus EV. Exemplo 80 kg/20 = 04 mL EV bolus para controle e TV.
3. Lactulose: Frasco com 120 mL; 30 mL VO 8/8h.

Drogas com a letra M:

1. Magnésio: Hipomagnesemia: 25 mL de MgSO4 10% + 75 mL SG 5%; correr a 30 mL/h. Repetir a solução até magnésio sérico normal. Para administrar em veia periférica, diluir os 25 mL em 475 mL de SG 5%; Diluir 1/2 ampola 50% (10 mL) em 145 mL SF ou SG5%, correr a 50 mL/h ou diluir 01 ampola em 125 mL SF e correr em 03h; em casos de BRONCOESPASMOS: 04 mL MgSO4 50% + 50 mL SF EV em 20 minutos.
2. Metadona é indicado para o alívio da dor aguda e crônica de intensidade moderada ou forte; tratamento de desintoxicação de narcóticos (heroína ou outras drogas similares à morfina), em conjunto com serviços médicos e sociais adequados e para terapia de manutenção temporária de narcóticos. 10mg: Analgésico narcótico sintético – VO de 8/8 horas.

3. Metoprolol é indicado para tratamento da Hipertensão arterial (pressão alta), redução da pressão arterial, da morbidade e do risco de mortalidade de origem cardiovascular e coronária (incluindo morte súbita) e angina do peito: 50mg 01 comp. VO 12/12h ; Seloken 5mg (ampolas de 5mL - 1mg/1mL) + 05mL ABD EV bolus ACM.
4. Metronidazol é um medicamento anti-infeccioso com efeito antibacteriano, indicado para o tratamento de giardíase, amebíase, tricomoníase, vaginites e outras infecções: 500mg EV 8/8h.
5. Magnésio para eclampsia: Ataque: 08 mL MgSO4 50% em 92 mL EV BIC 300 mL/h; Manutenção: 20 mL MgSO4 50% em 480 mL SF 0,9% EV BIC 50 mL/h.
6. Micafungina (Tratamento de candidíase invasiva. - Tratamento de candidíase esofágica): 100 mg em 100 mL SF EV 24/24h.
7. Midazolam é indicado para induzir o sono em pacientes adultos, pediátricos, sendo utilizado exclusivamente em ambiente hospitalar como sedativo antes e durante procedimentos diagnósticos ou terapêuticos e como pré-medicação antes da indução da anestesia e intubação orotraqueal: 50mg/10mL: 04 ampolas + 160 mL SF BIC ACM; BOMBA DE SERINGA - 04 ampolas de 15 mg + 48 mL SF ou 06 ampolas de 05 mg + 30 mL SF EV ACM.
8. Mirtazapina é um medicamento pertencente ao grupo dos antidepressivos. É indicado para tratar a doença depressão, atua na regulação apenas serotonina e noradrenalina: 30mg VO ao dia.
9. Melleril é indicado para pacientes adultos no tratamento da esquizofrenia crônica ou exacerbações agudas não responsivas ao tratamento com outros fármacos antipsicóticos (tioridazida, neuroléptico) 10mg 12/12h.
10. Meropenem inibe a síntese da parede celular da bactéria; é bactericida. Atua contra bactérias Gram-positivas e Gram-negativas. Distribuição: boa em fluidos e tecidos, inclusive fluido cérebro-espinhal. 01grama+100mL SF EV 8/8h

(ClCr > 50) 12/12h (entre 10/50), 0,5g 24/24h (<10) em BIC a 33mL/h.

11. Morfina é um opioide forte, muito utilizado no tratamento da dor de origem oncológica e o mais utilizado para tratamento da dor em pacientes em cuidados paliativos. Utilizado na abordagem do edema agudo de pulmão por redução de pré-carga (10mg/mL): 5 mL+120 mL SF BIC a 0,07-0,5 mg/kg/h ou 10-23 mL/h.

Drogas com a letra N:

1. Nausedron (ondansetrona é indicado para o controle de náuseas e vômitos induzidos por quimioterapia e radioterapia. Também é indicado para prevenção de náuseas e vômitos do período pós operatório): 4 mg/2 mL EV 12/12h.
2. Nimodipina é um vasodilatador bloqueador de canais de cálcio indicado para prevenção e tratamento das deficiências neurológicas isquêmicas causadas por espasmos dos vasos cerebrais, após hemorragia subaracnóidea consequente a aneurisma, para hemorragia subaracnóidea, o intervalo entre as doses sucessivas não deve ser inferior a 4 horas: 30mg 02 comp. SNE 4/4h (para AVEh ou HSAE).
3. Noradrenalina é o neurotransmissor envolvido na ativação direta do sistema nervoso autônomo simpático. Ela é produzida nos neurônios noradrenérgicos, e ao ser liberada, atua nos receptores pós sinápticos, produzindo uma série de efeitos importantes na resposta de luta ou fuga. Também é um vasopressor importante utilizado em casos de choque e hipoperfusão tissular (8mg/4mL): 05 amp + 180 mL SG5% em BIC a 10 mL/h; BOMBA de seringa - 01 ampola de 04 mL + 36 mL SG5%. Noradrenalina concentrada: 10 amp + 160 mL SG 5% EV BIC ACM.
4. Noripurum age combatendo a anemia e é especialmente indicado para o tratamento das anemias causadas por deficiência de ferro, inclusive nutricionais, em geral

quando se requer reposição rápida e eficiente de ferro: 01 ampola 200 mg + 100 mL SG 5% EV na semana.

5. Nipride (nitroprussiato: potente vasodilatador arterial e venoso sistêmico) de 02 mL + 248 mL SF EV ACM 5-10 mL/h.
6. Nitroglicerina (nome comercial é Tridil: um potente venodilatador e vasodilatador coronariano): 05 mL + 245 mL SG 5% EV ACM 10-15 mL/h.
7. Nujol (óleo mineral é indicado como laxante e terapia em uso tópico para pele ressecada e áspera): 15mL VO 12/12h.

Drogas com a letra O:

1. Octreotida é um inibidor do hormônio do crescimento e antidiarreico. Tem ações semelhantes à somatostatina natural, mas a ação é mais prolongada. Inibe a secreção de peptídios do estômago, intestinos e pâncreas (gastrina, motilina e secretina). Inibe a secreção de serotonina. Suprime a secreção do hormônio do crescimento. Também suprime secreção de insulina, glucagon e hormônio estimulante da tireoide; suprime ainda a resposta do hormônio luteinizante (LH) ao estímulo do hormônio liberador de gonadotrofinas: 0,1mg SC três vezes ao dia por sete dias para fístula pancreática; 0,5 mg + 60 mL SF BIC. Iniciar com 0,05 mg, 1 ou 2 vezes por dia e ir aumentando progressivamente a dose até 0,1 a 0,2 mg, 3 vezes por dia.
2. Omeprazol é um medicamento inibidor de bomba de prótons, sua principal ação é diminuir a produção de ácido no estômago, tratando úlceras, problemas no intestino e esofagite: 40mg 01amp. EV 6h; CONTINUO: 02 ampolas + 100 mL SG EV BIC 10 mL/h (08 mg/h).
3. Oxacilina 02 gramas+ SG 100 mL EV 4/4h; (é um antibacteriano betalactâmico que inibe a síntese da membrana celular da bactéria. É a primeira escolha na endocardite por stafilo sensível a meticilina junto da

gentamicina na pericardite; para abscesso cerebral junto do metronidazol; para epigloidite junto da ceftriaxona).

Drogas com a letra P:

1. Piridostigmina age inibindo a degradação da Acetilcolina (ACh) pela colinesterase na fenda sináptica a partir do bloqueio competitivo da enzima Acetilcolinesterase (AChE). Esse efeito prolonga a duração e a intensidade da ACh nos terminais sinápticos, o que favorece a realização da contração muscular: 60mg 01cp 3/3h (ataque); manutenção de 60mg 02cp 8/8h.
2. Pirimetamina é eficaz no tratamento da malária causada por cepas sensíveis de Plasmodium falciparum quando usada em combinação com uma sulfonamida, sendo útil também em certas regiões para quimioprofilaxia da malária, quando administrada em combinação com outros antimaláricos: 25mg, 04 comp. Uma vez ao dia.
3. Polarizante: Insulina regular 10U + 50 mL glicose 50% + 250 mL SG 5% EV BIC correr em 60 minutos.
4. Polimixina B é um antibiótico usado para tratar meningite, pneumonia, sepse e infecções do trato urinário. Embora seja útil para muitas infecções Gram-negativas, não é útil para infecções Gram-positivas: 500.000UI + 100 mL SF EV BIC 08mL/h; 12/12h; ataque de 1.000.000 UI + 100 mL SF correr em 01h.
5. Potássio: 25mL KCL 10%+250 mL SF BIC 50 mL/h.
6. Preparo para colonoscopia: Munvilax 20 saches - Diluir 05 sachês em 01 L de água VO 250 mL quatro vezes ao dia.
7. PROSTAVASIN atua promovendo a dilatação dos vasos acometidos por obstruções severas, melhorando as condições circulatórias e a oxigenação dos tecidos. O efeito benéfico ocorre geralmente após três semanas e o tratamento não deverá passar de 4 semanas, alprostadil: 40mcg de alprostadil em 50 mL a 250 mL de soro fisiológico e administrar EV por 2 horas.
8. Propofol 1% é conhecido por produzir efeito sedativo e anestésico pela modulação positiva da função inibitória do

neurotransmissor GABA através do receptor GABAA ativado por ligante. É indicado para indução e manutenção de anestesia geral em procedimentos cirúrgicos. Isto significa que propofol faz com que o paciente fique inconsciente (adormecido) ou sedado durante operações cirúrgicas ou outros procedimentos: 1-4 mg/kg/h em infusão contínua (7-28 mL/h do frasco a 1%); para uso em EDA: 01 ampola de 20 mL de 10 mg/mL + 100 mL SF, bolus de 20 mL e colocar em BIC EV 10 mL.

9. Prolopa (ao administrar Prolopa, administramos um precursor da dopamina que se transforma no cérebro, melhorando os sintomas provocados pela falta deste neurotransmissor, mecanismo esse responsável pela sintomatologia na doença de Parkinson) de 100/25mg: 01 cp as 6, 10, 14, 18h.
10. Pavulon é um relaxante muscular não despolarizante; bloqueador neuromuscular não despolarizante de 04mg em 02mL: 01 ampola EV ACM; ou Pancurônio 20 mL+80 mL SF BIC 10-20 mL/h ou 10 mL + 180 mL SF EV BIC ACM.

Droga com a letra Q:

1. Quetiapina é um medicamento antipsicótico atípico de segunda geração e usado como estabilizador de humor de 25mg: 01 comp. VO 12/12 horas, dose máxima de 100 mg ao dia.
2. Quelicin (Suxametônio): é um fármaco da classe dos bloqueadores neuromusculares despolarizantes utilizado como relaxante do músculo esquelético, nas intubações e em cirurgias, de maneira complementar ao processo de anestesia. Frasco com 100mg, diluir em 10mL e ADB EV (01 mL a cada 10 kg de peso), em adultos geralmente 10 mL em bolus ACM.

Drogas com a letra R:

1. Reposição volêmica suave: 250mL SF 6/6h.

2. Ranitidina é uma substância que ajuda a reduzir os impactos do ácido produzido no estômago e a secreção gástrica, diminuindo os sintomas de doenças como refluxo, gastrite e úlcera: 01 ampola + 10 mL ABD EV 8/8h.
3. Risperidona é um medicamento usado para tratar as psicoses e esquizofrenia, também melhora a ansiedade: 01mg 01comp. VO às 20h.

Drogas com a letra S:

1. Salbutamol spray (é um agonista seletivo dos receptores beta2-adrenérgicos. Em doses terapêuticas, atua nos receptores β2-adrenérgicos da musculatura brônquica promovendo broncodilatação de curta duração (4 a 6 horas) na obstrução reversível das vias aéreas devido à asma, bronquite crônica e enfisema): 04 - 08 puffs inalatórios de 6/6h.
2. Salgadão: SF 300mL+100mL NaCL 10% BIC ACM; SF 0,9% 900mL + 100mL NaCL 20%; SF 0,9% 445mL + 55mL NaCL 20%; NaCL 3% = 51meq em 100mL. NaCL 0,9% = 15meq em 100mL.
3. Seretide, uma associação de salmeterol e propionato de fluticasona, que têm diferentes mecanismos de ação. O salmeterol protege contra os sintomas e o propionato de fluticasona melhora a função pulmonar e previne exacerbações: 25/250mg 02 jatos inalatórios 12/12h.
4. Seretide spray 25/125: 02 puffs de 12/12h.
5. Sódio 0,45: 50mL NaCL 10% + 1000mL de ABD EV BIC 100mL/h.
6. SOLUÇÃO POLARIZANTE: Insulina regular 10UI + 100 mL de Glicose 50%; correr em 30 minutos, a cada 4 horas (usado em hipercalemia moderada ou grave).
7. Sorcal (POLIESTIRENOSSULFONATO DE CÁLCIO está indicado no tratamento da hiperpotassemia em casos de insuficiência renal): 30g VO (03mL de água por grama de resina) ou Enema via retal de 6-6h.

8. Sulfadiazina 500mg 03cp SNE 6/6h (para tratamento de neurotoxoplasmose) + Pirimetamina 25 mg 03 cp 24/24h (após três dias, reduzir para 50 mg/dia) + ácido folínico 15 mg 01cp 24/24h.
9. Spiriva spray: 02 puffs 24/24h.
10. SORO ESQUEMA COM MENOS SÓDIO: SGI 5% 1000 mL + NaCL 10% 50 mL + SGH 50% 80 mL - EV BIC ACM.

Drogas com a letra T:

1. Tazocin é um antibiótico tipo piperacilina sódica, tazobactam sódico, inibidor potente de muitas ß-lactamases classe A (penicilinases, cefalosporinases e enzimas com espectro estendido), apresentando atividade variável contra carbapenemases classe A e ß-lactamases classe D. Ampola de 4g +500mg, reconstituir em 20 mL ABD, diluir em 100 mL SF, EV correr em meia hora; 6/6h.
2. Teicoplanina é um antimicrobiano do grupo dos glicopetídeos utilizado nas infecções por bactérias gram positivas resistentes a cefalosporinas ou penicilinas. Tem como principal indicação o tratamento por infecções repetidas de Staphylococcus aureus. Está indicada no tratamento de infecções causadas por bactérias gram-positivas sensíveis, incluindo aquelas resistentes a outros antibióticos tais como meticilina e as cefalosporinas: 6 mg/kg cada 24h se CLCR >50; entre 10-50, 6 mg/kg cada 48h. Diluir em SF 100 mL correr em 30 min. Teicoplamina 400 mg + SF 0,9% 100 mL EV BIC 33 mL/h; 12/12h; (Realizar 01 dose a cada 12/12h por 03 dias e depois manter 01 dose a cada 24h).
3. Tiamina é destinado ao tratamento e prevenção de Beribéri, síndrome de Wernicke-Korsakoff, neurites e polineurites (como tratamento adjuvante), necessidades aumentadas de vitamina B1 (gravidez, amamentação, pessoas idosas), neurites e cardiomiopatia causados por consumo excessivo de álcool: 300 mg VO 12/12h.

4. Tiopental sódico é um barbitúrico de curta duração indicado para a indução da anestesia geral. É também indicado como auxiliar em anestesia regional e no controle de convulsões. Também usado como hipnótico na anestesia balanceada: 01 grama, 20 ampolas + 80 mL SGI 5%.
5. Tirofiban é indicado para pacientes com síndromes isquêmicas coronarianas submetidas à intervenção coronária percutânea (ICP) a fim de prevenir eventos cardiovasculares maiores: Diluir 50 mL em 200 mL SF ou SGI 5%; 50 mcg/mL; correr 0,15mcg/kg/min ou diluir 50 mL de Tirofibana 0,25 mg/mL em 250 mL SF e administrar 48 mL/h em 30 minutos e a seguir 12 mL/h durante 24 horas.
6. Tramal (alívio da dor de intensidade moderada a grave) 50mg + SF 0,9 100 mL EV ACM; 100mg+SF 100 mL EV 8/8h.
7. Tridil é utilizado para baixar a pressão arterial, melhorar a circulação do sangue no coração em casos de dor no peito, infarto do coração ou insuficiência cardíaca: 01 ampola 5 mL + 245 mL SGI 5% EV BIC 5-10 mL/h.

Drogas com a letra V:

1. Valproato de sódio (100mg/mL - Depacon; ampola com 05 mL) 250 mg, 02 mL + 100 mL SF correr a 33 mL/h; cada 06h. Depakene 250 mg/cápsula 8/8h. O valproato e suas formas ácido valpróico, valproato de sódio e valproato semissódico são medicamentos usados principalmente para o tratamento de epilepsia e transtorno bipolar e para a prevenção de enxaquecas.
2. Vecurônio é indicado como adjuvante da anestesia geral, para facilitar a intubação endotraqueal e promover o relaxamento da musculatura esquelética durante a cirurgia: 04 mg 01 ampola EV ACM; 5 ampolas em 100 mL SF EV BIC ACM.
3. Vasopressina é um hormônio humano secretado em casos de desidratação e queda da pressão arterial; fazendo com

que os rins conservem a água no corpo (20UI/mL): 01 ampola +200 mL SF de 6 a 24 mL/h.

4. Vancomicina (pertence a classe dos glicopetídeos, sendo considerada bactericida por impedir a síntese da parede celular tendo como estrutura alvo a porção D-alanina, D-alanina da parede celular bacteriana. Indicado para o tratamento de infecção óssea; septicemia; infecção do trato respiratório inferior; infecção na pele e estruturas da pele, para o tratamento e prevenção de endocardite) 01 grama + SG5% 100 mL 12/12h em BIC a 33mL/h.

Tabelas e Escores Mais Utilizados

Leandro Fioravanti Figueiredo - *ISBN: 978-65-266-0489-2*

<u>Critérios do CHA2DS2-VASc 2</u> → O escore CHA2DS2-VASc 2 é composto pelos seguintes critérios:

1. C (Insuficiência Cardíaca Congestiva): Presença de insuficiência cardíaca congestiva, atribuindo 1 ponto.
2. H (Hipertensão Arterial): História de hipertensão arterial, atribuindo 1 ponto.
3. A2 (Idade ≥ 75 anos): Idade igual ou superior a 75 anos, atribuindo 2 pontos.
4. D2 (Diabetes Mellitus): Presença de diabetes mellitus, atribuindo 2 pontos.
5. S2 (Acidente Vascular Cerebral ou Tromboembolismo): História prévia de acidente vascular cerebral ou tromboembolismo, atribuindo 2 pontos.
6. V (Doença Vascular): Presença de doença vascular, incluindo doença arterial periférica, doença coronariana prévia ou aterosclerose aórtica, atribuindo 1 ponto.
7. A2 (Idade 65-74 anos): Idade entre 65 e 74 anos, atribuindo 2 pontos.
8. Sc (Sexo feminino): Sexo feminino, atribuindo 1 ponto.

Pontuação Total e Estratificação de Risco: Após a atribuição dos pontos correspondentes a cada critério, a pontuação total é calculada somando-se os pontos obtidos.
Pontuação de 0: Risco baixo (recomenda-se considerar a terapia de anticoagulação conforme a avaliação clínica individual).
Pontuação de 1 ou 2: Risco intermediário (recomenda-se considerar a terapia de anticoagulação conforme a avaliação clínica individual).
Pontuação de 3 ou mais: Risco alto (recomenda-se a terapia de anticoagulação oral com anticoagulantes diretos ou antagonistas da vitamina K).

<u>Critérios do HAS-BLED</u> → O escore HAS-BLED é composto pelos seguintes critérios:

1. H (Hipertensão não controlada): Presença de hipertensão arterial não controlada, atribuindo 1 ponto.
2. A (Função Renal e/ou Hepática Alterada): Disfunção renal (creatinina sérica > 2,26 mg/dL ou clearance de creatinina < 30 mL/min) e/ou disfunção hepática (cirrose hepática ou enzimas hepáticas persistentemente elevadas), atribuindo 1 ponto.
3. S (Acidente Vascular Cerebral): História prévia de acidente vascular cerebral, atribuindo 1 ponto.
4. B (História de Sangramento): História prévia de sangramento, atribuindo 1 ponto.
5. L (Labilidade da Terapia Anticoagulante): Labilidade da terapia anticoagulante, como a falta de aderência ao tratamento ou flutuações frequentes na dosagem, atribuindo 1 ponto.
6. E (Idade > 65 anos): Idade igual ou superior a 65 anos, atribuindo 1 ponto.
7. D (Drogas ou Álcool): Uso concomitante de drogas ou álcool, atribuindo 1 ponto.

Pontuação Total e Estratificação de Risco Após a atribuição dos pontos correspondentes a cada critério, a pontuação total é calculada somando-se os pontos obtidos. Com base na pontuação total, o risco de sangramento é estratificado da seguinte forma:
Pontuação de 0 ou 1: Risco baixo (o benefício da terapia anticoagulante geralmente supera o risco de sangramento).
Pontuação de 2 ou 3: Risco intermediário (avaliar cuidadosamente os benefícios e riscos da terapia anticoagulante).
Pontuação de 4 ou mais: Risco alto (avaliar o risco de sangramento individualmente e considerar alternativas à terapia anticoagulante).

<u>Critérios de Wells</u> → O escore de Wells é composto pelos seguintes critérios:

1. Sinais clínicos de trombose venosa profunda (TVP) prévia ou sintomas de TVP atual: Atribui-se 3 pontos.
2. Alternativa de diagnóstico menos provável do que TEP: Atribui-se 3 pontos.
3. Frequência cardíaca ≥ 100 batimentos por minuto: Atribui-se 1,5 pontos.
4. Imobilização recente (≥ 3 dias) ou cirurgia nas últimas 4 semanas: Atribui-se 1,5 pontos.
5. História prévia de trombose venosa ou TEP: Atribui-se 1,5 pontos.
6. Hemoptise: Atribui-se 1 ponto.
7. TEP como diagnóstico mais provável: Atribui-se 3 pontos.
8. Câncer (diagnóstico atual ou no último ano) ou tratamento para câncer: Atribui-se 1 ponto.
9. Pontuação clínica anterior de TEP: Atribui-se 3 pontos.

Pontuação Total e Estratificação de Risco: Após a atribuição dos pontos correspondentes a cada critério, a pontuação total é calculada somando-se os pontos obtidos. Com base na pontuação total, a probabilidade clínica de TEP é estratificada da seguinte forma:
Pontuação ≤ 0: Baixa probabilidade clínica de TEP.
Pontuação de 1 a 4: Probabilidade intermediária de TEP.
Pontuação ≥ 5: Alta probabilidade clínica de TEP.

Classificação de Angina no Peito da Canadian Cardiovascular Society: A angina no peito é uma condição cardíaca debilitante que afeta inúmeras pessoas em todo o mundo. É caracterizada por dor ou desconforto no peito devido à redução do fluxo sanguíneo para o músculo cardíaco. Reconhecendo a importância de uma classificação precisa da angina no peito, a Canadian Cardiovascular Society (CCS) desenvolveu um sistema abrangente para avaliar a gravidade dos sintomas e o impacto funcional. A classificação de angina no peito da CCS é baseada em uma combinação de três fatores principais: a frequência dos sintomas, a intensidade da dor e a limitação funcional imposta pela angina. Esses elementos fornecem uma visão abrangente da condição e ajudam os médicos a determinar o melhor curso de tratamento para cada paciente. A classificação da CCS é dividida em quatro classes principais: classe I, classe II, classe III e classe IV.

- Classe I - Angina Leve: A angina de classe I é caracterizada por sintomas leves e uma limitação mínima das atividades diárias. Os pacientes com angina de classe I têm episódios esporádicos de dor no peito, geralmente relacionados a esforços físicos intensos ou situações de estresse emocional. A dor é leve e de curta duração, não interferindo nas atividades normais do paciente.
- Classe II - Angina Moderada: A angina de classe II é marcada por sintomas moderados e uma limitação funcional razoável. Os pacientes com angina de classe II experimentam dor no peito com atividades físicas moderadas, como subir escadas rapidamente ou caminhar em terreno irregular. A dor pode ser mais intensa e durar mais tempo do que na classe I, interferindo de forma leve a moderada nas atividades diárias.
- Classe III - Angina Grave: A angina de classe III é caracterizada por sintomas graves e uma limitação funcional significativa. Os pacientes com angina de classe III experimentam dor no peito com atividades diárias mínimas, como caminhar em terreno plano ou subir

escadas. A dor pode ser prolongada e intensa, resultando em uma interferência considerável nas atividades do paciente. É provável que os indivíduos com angina de classe III necessitem de intervenção médica ou cirúrgica para aliviar os sintomas.

- Classe IV - Angina Incapacitante: A angina de classe IV é a forma mais grave e incapacitante da doença. Os pacientes com angina de classe IV apresentam sintomas contínuos e uma limitação funcional extrema. Eles podem experimentar dor no peito mesmo em repouso e são incapazes de realizar atividades físicas sem desencadear sintomas graves. A angina de classe IV requer intervenções médicas ou cirúrgicas urgentes para evitar complicações graves.

Classificação de Insuficiência Cardíaca da New York Heart Association (NYHA): A classificação de insuficiência cardíaca da NYHA é baseada nos sintomas e no impacto funcional do paciente em relação à realização de atividades físicas. Ela é dividida em quatro classes principais: classe I, classe II, classe III e classe IV. Essas classes ajudam os médicos a avaliar o estágio da insuficiência cardíaca e a determinar as estratégias de tratamento apropriadas.

- Classe I - Insuficiência Cardíaca Leve: A insuficiência cardíaca de classe I é caracterizada por sintomas mínimos e nenhuma limitação nas atividades físicas. Os pacientes com insuficiência cardíaca de classe I não apresentam desconforto significativo durante o repouso ou durante a realização de atividades físicas habituais. No entanto, eles podem ter sintomas como fadiga, dispneia (falta de ar) ou palpitações em atividades físicas mais intensas.
- Classe II - Insuficiência Cardíaca Leve a Moderada: A insuficiência cardíaca de classe II é marcada por sintomas leves a moderados e uma limitação leve nas atividades físicas. Os pacientes com insuficiência cardíaca de classe II têm desconforto e fadiga aos esforços moderados, mas são capazes de realizar atividades físicas leves, como caminhar em terreno plano. A dispneia pode estar presente, mas não ocorre em repouso.
- Classe III - Insuficiência Cardíaca Moderada a Grave: A insuficiência cardíaca de classe III é caracterizada por sintomas significativos e uma limitação moderada nas atividades físicas. Os pacientes com insuficiência cardíaca de classe III apresentam desconforto e fadiga aos esforços mínimos, como caminhar em terreno plano ou subir escadas. A dispneia pode estar presente em repouso, mas os sintomas melhoram com o repouso.
- Classe IV - Insuficiência Cardíaca Grave: A insuficiência cardíaca de classe IV é a forma mais grave da doença, caracterizada por sintomas graves e uma limitação significativa nas atividades físicas. Os pacientes com

insuficiência cardíaca de classe IV têm sintomas mesmo em repouso, com desconforto e fadiga constantes. A dispneia pode estar presente mesmo com o mínimo de esforço, e qualquer atividade física agrava os sintomas.

TIMI Risk Score → Avaliação de Risco para Trombólise no Infarto Agudo do Miocárdio: Ferramenta de avaliação de risco que considera vários fatores clínicos para prever a probabilidade de pacientes sem supra ST que possam evoluir de forma desfavorável.

- Idade ≥ 65 anos: Pacientes com 65 anos ou mais recebem 1 ponto.
- Pelo menos três fatores de risco coronariano: São considerados os seguintes fatores - hipertensão arterial, diabetes mellitus, dislipidemia, tabagismo e história familiar de doença arterial coronariana. Se o paciente tiver pelo menos três desses fatores de risco, é atribuído 1 ponto.
- Angina prévia: Se o paciente tiver história de angina prévia nas últimas 24 horas, recebe 1 ponto.
- Evidência de infra ST maior ou igual a 0,5mm, recebe 1 ponto.
- Troponina elevada: Se o paciente apresentar pelo menos duas enzimas cardíacas (como troponina) elevadas acima do limite superior normal, é atribuído 1 ponto.
- AAS nos últimos 7 dias, ponto é adicionado.
- CATE com lesão prévia maior que 50%.

Após a pontuação de cada variável, os pontos são somados para obter o escore final do paciente. Com base nesse escore, o risco do paciente pode ser estratificado em três categorias:

- Baixo risco (0-2 pontos) mortalidade intra-hospitalar <1%;
- Moderado risco (3-4 pontos); de 1 a 3%;
- Alto risco (≥ 5 pontos); mortalidade intra-hospitalar >3%.

Critérios de Sgarbossa: O diagnóstico preciso do Infarto Agudo do Miocárdio (IAM) é fundamental para iniciar o tratamento adequado e melhorar os resultados clínicos. No entanto, em certos cenários clínicos, como a presença de bloqueio de ramo esquerdo (BRE) ou marca-passo cardíaco, o diagnóstico de IAM pode ser desafiador. Para auxiliar os médicos nesses casos, foram desenvolvidos os Critérios de Sgarbossa, uma ferramenta que ajuda a identificar sinais eletrocardiográficos sugestivos de IAM em presença de BRE ou marca-passo cardíaco. Os Critérios de Sgarbossa consistem em três critérios clínicos que, quando presentes, sugerem que a elevação do segmento ST no Eletrocardiograma (ECG) é devido a um IAM real, mesmo na presença de BRE ou marca-passo cardíaco. São eles:

1. Desvio do Segmento ST ≥ 1 mm concordante com a QRS: Este critério refere-se a um segmento ST elevado ou deprimido, que está na mesma direção que o complexo QRS. Uma elevação ou depressão do segmento ST de pelo menos 1 mm em relação à linha de base, em uma derivação com deflexão predominante positiva do QRS, é altamente sugestiva de um IAM.
2. Desvio do Segmento ST ≥ 5 mm discordante com a QRS: Neste critério, o segmento ST está na direção oposta ao complexo QRS. Uma elevação do segmento ST de pelo menos 5 mm em relação à linha de base, em uma derivação com deflexão predominante negativa do QRS, pode indicar um IAM.
3. Relação do Segmento ST ≥ 25% da amplitude do QRS: Esse critério refere-se à relação entre a elevação ou depressão do segmento ST e a amplitude do complexo QRS. Se a elevação ou depressão do segmento ST representar pelo menos 25% da amplitude do complexo QRS, isso sugere um IAM.

É importante destacar que esses critérios foram desenvolvidos originalmente para identificar IAM em presença de BRE, mas também podem ser aplicados a situações com marca-passo cardíaco. Além disso, os Critérios de Sgarbossa têm maior especificidade do que sensibilidade, o que significa que sua presença é altamente indicativa de IAM, mas a ausência não exclui completamente o diagnóstico.

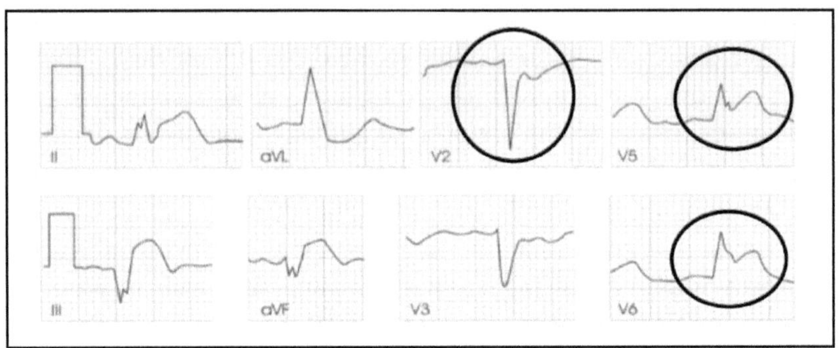

www.ingramcontent.com/pod-product-compliance
Ingram Content Group UK Ltd.
Pitfield, Milton Keynes, MK11 3LW, UK
UKHW040604210726
13854UKWH00009B/2686